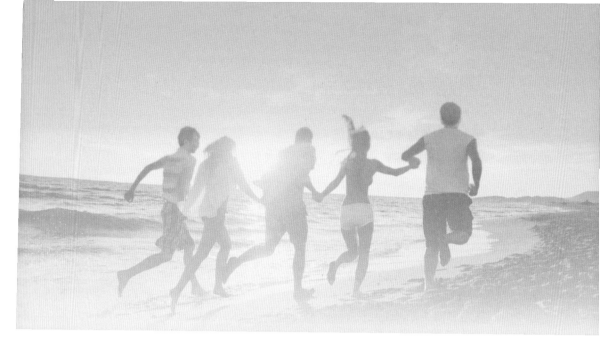

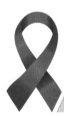 # 社区组织指导手册

主编 王 辉 韩孟杰

人民卫生出版社
·北京·

图书在版编目（CIP）数据

艾滋病病毒暴露后预防社区组织指导手册 / 王辉，韩孟杰主编 . —北京：人民卫生出版社，2023.4

ISBN 978-7-117-34674-0

Ⅰ.①艾… Ⅱ.①王…②韩… Ⅲ.①获得性免疫缺陷综合征 – 预防（卫生）– 手册 Ⅳ.①R512.910.1–62

中国国家版本馆 CIP 数据核字（2023）第 050783 号

人卫智网	www.ipmph.com	医学教育、学术、考试、健康，购书智慧智能综合服务平台
人卫官网	www.pmph.com	人卫官方资讯发布平台

艾滋病病毒暴露后预防社区组织指导手册

Aizibing Bingdu Baoluhou Yufang Shequ Zuzhi Zhidao Shouce

主　　编：王　辉　韩孟杰
出版发行：人民卫生出版社（中继线 010-59780011）
地　　址：北京市朝阳区潘家园南里 19 号
邮　　编：100021
E - mail：pmph @ pmph.com
购书热线：010-59787592　010-59787584　010-65264830
印　　刷：三河市宏达印刷有限公司（胜利）
经　　销：新华书店
开　　本：710×1000　1/16　　印张：7
字　　数：81 千字
版　　次：2023 年 4 月第 1 版
印　　次：2023 年 4 月第 1 次印刷
标准书号：ISBN 978-7-117-34674-0
定　　价：49.00 元

打击盗版举报电话：010-59787491　E-mail：WQ @ pmph.com
质量问题联系电话：010-59787234　E-mail：zhiliang @ pmph.com
数字融合服务电话：4001118166　　E-mail：zengzhi @ pmph.com

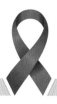

《艾滋病病毒暴露后预防社区组织指导手册》

编写委员会

主　编　王　辉　韩孟杰

编　者（按姓氏汉语拼音排序）

韩孟杰　中国疾病预防控制中心性病艾滋病预防控制中心

吕　繁　中国疾病预防控制中心性病艾滋病预防控制中心

木　木　北京红丝带之家

孙丽君　首都医科大学附属北京佑安医院

王　辉　南方医科大学第二附属医院(深圳市第三人民医院)

王丽艳　中国性病艾滋病防治协会预防干预专业委员会

徐　杰　中国疾病预防控制中心性病艾滋病预防控制中心

许利军　浙江大学医学院附属第一医院

杨　杰　天津深蓝公益中心

张路坤　南方医科大学第二附属医院(深圳市第三人民医院)

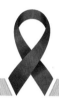

　　自 1981 年世界首次报告发现艾滋病病例,人类与艾滋病的斗争一刻也没有停止。截至目前,我国报告现存活艾滋病感染者和病人超过 100 万例,报告死亡 30 多万例。艾滋病已成为我们所面临的重大公共卫生和社会问题,严重威胁我国人民健康和生命安全。

　　多年来,在党和政府的领导下,我们采取了预防为主、标本兼治的综合防治措施,有效遏制了艾滋病快速上升的势头。但是,根据疫情分析,近年来,我国艾滋病疫情形势依然严峻,性传播影响因素更加复杂,每年新发感染 10 万例左右,其中 97% 以上为性传播。不安全性行为的广泛存在增加了政府从公共层面干预的难度,所以在宣传强调安全性行为的同时推广药物预防阻断策略就显得尤为重要。

　　暴露后预防(post-exposure prophylaxis,PEP)是指在接触到人类免疫缺陷病毒(human immunodeficiency virus,HIV)后通过在 72 小时内尽快服用抗病毒药物来阻断 HIV 感染发生。对于暴露者而言,在与 HIV 感染者发生了不安全性行为,或通过其他途径接触到 HIV 后,PEP 可以说是有效阻断 HIV 感染的最后一道防线。

尽管 PEP 早已在全球范围内得到广泛认可,但在我国非职业暴露人群中的应用仍有待推广。2019 年 9 月,国家卫生健康委等十部门联合制定了《遏制艾滋病传播实施方案(2019—2022 年)》,明确要求进一步推进 PEP 的使用。为此,中国疾病预防控制中心性病艾滋病预防控制中心亦发布了《艾滋病病毒暴露后预防技术指南(试用)》,以推动 HIV PEP 策略在我国规范化实施。然而,PEP 的推广和实施不仅需要公共政策的制定和医务人员的实践,更需要社区组织的积极参与。

社区组织在 HIV 综合防治宣教及 PEP 咨询服务下沉中扮演着不可或缺的角色。然而,宣教咨询并非易事,如何通俗地传递核心信息、如何科学地解答求询者的疑惑、如何专业地应对复杂案例,无一不考验社区工作者的专业知识及服务能力,而这些内容在既往面向医务工作者的专业指南中鲜有涉及,因此,社区工作者亟须一本属于自己的"教辅书"以强化对 PEP 的全面认知。

2021 年,中国性病艾滋病防治协会艾滋病药物预防与阻断专业委员会推出了第一本专为社区组织服务的防艾"教辅书"——《艾滋病病毒暴露前预防社区组织指导手册》,该手册一经出版便获得了社区工作者的广泛好评。如今,同系列的《艾滋病病毒暴露后预防社区组织指导手册》书稿亦撰写完成。同样由艾滋病治疗领域、疾控领域及社区组织的资深专家共同操刀,该书秉承了同系列书籍专业与通俗相结合、理论与实践并重的特色,以社区工作者的工作需求为出发点,用简明的语言和可视化图表详细解读了 PEP 相关专业知识,并融入各位作者在实际工作中积累的丰富经验,对社区工作者在宣教咨询中可能遇到的挑战进行了阐释。本书内容全面丰富,相信读者一定能从中获益。

　　防艾、抗艾的道路并非坦途,但积土为山、积水为海,相信在社会各界的积极参与、携手共进下,"零艾滋"指日可待!

中国性病艾滋病防治协会会长

2023 年 1 月

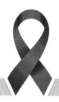

前言

　　在过去的三十多年间,我国艾滋病防控工作取得了巨大进展,输血传播基本阻断,母婴传播(垂直传播)和注射吸毒传播降至历史最低水平。然而,由于无保护性行为仍普遍存在,我国艾滋病防控形势依然严峻。自2014年起,我国每年新报告艾滋病病毒(human immunodeficiency virus,HIV)感染者超过10万例。2021年,全国平均每小时就有15例HIV感染病例报告,其中95%以上为性传播,而性传播隐匿性强,影响因素复杂,预防和控制难度大。在目前全球尚无有效疫苗和治愈手段的情况下,国际上证明有效预防和控制艾滋病传播的干预措施主要包括行为学干预、生物医学干预和结构性干预。近年来,在传统行为学干预的基础上,暴露前预防、暴露后预防(post-exposure prophylaxis,PEP)、治疗即预防等以生物医学为手段的干预措施得到很大发展和应用,并在许多国家取得了良好的效果,为有效降低艾滋病病毒的感染和传播提供了新的武器。

　　暴露后预防是一种利用抗病毒药物阻断HIV感染的生物医学

干预手段。发生 HIV 暴露并有感染风险的个体若在接触 HIV 后的 72 小时内尽早启动 PEP 并按照医嘱坚持服用 28 天药物,即可以有效降低感染风险。过去二十多年内,PEP 主要用于保护从事 HIV 感染高风险职业的人员(如医务人员、警察等)。2019 年起,我国开始推进实施 PEP 工作,通过提高对 PEP 的认识和完善服务,对有艾滋病病毒暴露风险的个体及时采取预防干预措施,最大限度地减少感染风险。目前,非职业 PEP 策略的实施仍处于起步阶段,一些重点人群(如男男性行为者、商业性行为者、静脉注射毒品者等)对 PEP 的知晓率和使用率仍较低,且存在不知如何从正规渠道获取药物、错误使用,甚至过度使用 PEP 药物的情况,亟须加强对 PEP 的正确认知和规范使用。

社区组织是防控政策制定者和重点人群之间的重要桥梁,在开展 PEP 宣教咨询中具有举足轻重的作用,可帮助引导需要暴露后阻断的人员及时获取及规范使用 PEP 药物。但目前已有的 PEP 指导材料多为针对疾控工作者或医务人员撰写的权威指南,内容侧重于规范临床医学操作,对于社区工作者应如何开展 PEP 宣教、咨询、随访支持等工作内容和方式方面指导有限。与此前发布的《艾滋病病毒暴露前预防社区组织指导手册》相似,这本《艾滋病病毒暴露后预防社区组织指导手册》旨在为社区组织提供参考,支持社区组织更有效地开展 PEP 相关工作,从而帮助降低个体感染风险和有效减少 HIV 的传播。

基于这一目的,我们邀请了资深的临床专家、疾控专家,以及具有丰富艾滋病防治工作经验的社区工作者参与到本书的撰写工作中。本书致力于以通俗易懂的语言阐述 PEP 相关知识、解答常见疑问,并结合真实案例对提供 PEP 相关服务时需要注意的要点和可能遇到的挑战展开讨论。希望本书能为各位社区工作者的日常工作提供一些帮助。如有不足之处，欢迎大家批评指正！

王　辉　韩孟杰

2023 年 1 月

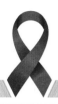

目录

知识速览

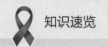

什么是PEP?

PEP推荐方案

| TDF/FTC+DTG（或RAL） | BIC/FTC/TAF |

暴露后预防
（post-exposure prophylaxis, PEP）

尚未感染 HIV 的人员,在发生 HIV 暴露后通过在 72 小时内尽早服用抗病毒药物,以预防可能发生的 HIV 感染

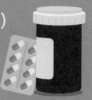

HIV暴露:未感染者接触到可能含有 HIV 的血液、组织液或其他体液

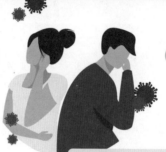

HIV暴露

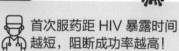

PrEP | PEP

首次服药距 HIV 暴露时间越短,阻断成功率越高!

PEP 可大幅降低 HIV 感染风险

80%

不同人群中阻断失败率 ≤5/1 000

目前推荐用于PEP的抗病毒药物均具有良好的安全性

- 仅10%的使用者可能出现副作用
- 常见副作用症状轻微（如头痛、失眠、疲劳）,且持续时间短
- 疗程短 → 骨肾副作用小,且停药后可逆转
- 正确使用 → 不会产生耐药

BIC/FTC/TAF: 比克恩丙诺片; DTG: 多替拉韦; FTC: 恩曲他滨; HIV: 人类免疫缺陷病毒; PrEP: 暴露前预防;
RAL: 拉替拉韦; TDF: 替诺福韦

谁应该使用PEP?

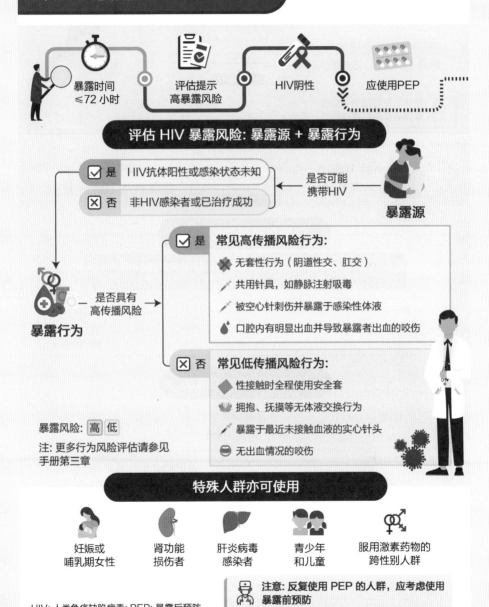

暴露时间 ≤72 小时 → 评估提示高暴露风险 → HIV阴性 → 应使用PEP

评估 HIV 暴露风险: 暴露源 + 暴露行为

暴露源 — 是否可能携带HIV

- ☑ 是 HIV抗体阳性或感染状态未知
- ☒ 否 非HIV感染者或已治疗成功

暴露行为 — 是否具有高传播风险

☑ 是 **常见高传播风险行为:**
- 无套性行为(阴道性交、肛交)
- 共用针具,如静脉注射吸毒
- 被空心针刺伤并暴露于感染性体液
- 口腔内有明显出血并导致暴露者出血的咬伤

☒ 否 **常见低传播风险行为:**
- 性接触时全程使用安全套
- 拥抱、抚摸等无体液交换行为
- 暴露于最近未接触血液的实心针头
- 无出血情况的咬伤

暴露风险: 高 低

注: 更多行为风险评估请参见手册第三章

特殊人群亦可使用

妊娠或哺乳期女性 | 肾功能损伤者 | 肝炎病毒感染者 | 青少年和儿童 | 服用激素药物的跨性别人群

注意: 反复使用 PEP 的人群,应考虑使用暴露前预防

HIV: 人类免疫缺陷病毒; PEP: 暴露后预防

3

如何获取、使用PEP?

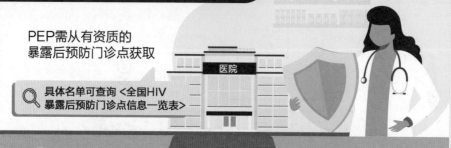

PEP需从有资质的
暴露后预防门诊点获取

医院

🔍 具体名单可查询《全国HIV
暴露后预防门诊点信息一览表》

72小时内启动
2小时内最佳

规范使用
PEP药物

每日服药*
连续使用28天

发生漏服怎么办

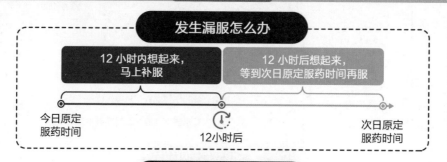

12 小时内想起来,
马上补服

12 小时后想起来,
等到次日原定服药时间再服

今日原定
服药时间

12小时后

次日原定
服药时间

PEP使用期间的随访

	基线	暴露后			备注
		14天	30天	90天	
检测HIV感染情况	✓		✓	✓	检测为阳性者,经确证试验后应及时转介至抗病毒治疗机构
检测肝炎病毒感染情况	✓				肝炎病毒感染者,需在肝病医生建议下有计划的进行PEP停药
副作用随访		✓			包括梅毒、淋病、衣原体感染
检测其他STD感染情况	✓		✓		
肝肾功能检测	✓	✓	✓		适用于使用含TDF PEP方案者

*不同用药方案的服用方式和频率可能存在差别,通常为每日口服一次或两次,随或不随食物服用均可
HIV: 人类免疫缺陷病毒; PEP: 暴露后预防; STD: 性传播疾病; TDF: 替诺福韦

社区组织如何提供PEP相关服务？

提供PEP服务时的五大原则

 不评判　 建立互信　 悉心倾听　 信息保密　 耐心解释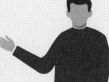

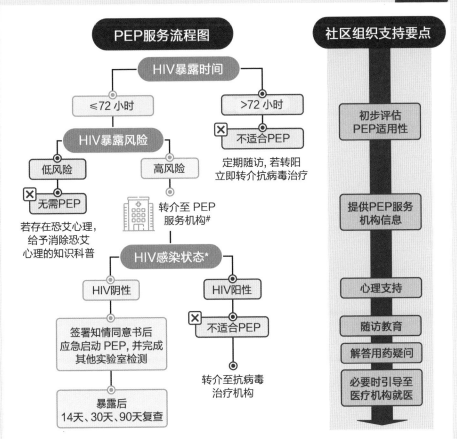

PEP服务流程图

HIV暴露时间
- ≤72 小时
  - **HIV暴露风险**
    - 低风险 → ☒ 无需PEP
      - 若存在恐艾心理，给予消除恐艾心理的知识科普
    - 高风险 → 转介至 PEP 服务机构#
      - **HIV感染状态***
        - HIV阴性 → 签署知情同意书后应急启动 PEP，并完成其他实验室检测 → 暴露后14天、30天、90天复查
        - HIV阳性 → ☒ 不适合PEP → 转介至抗病毒治疗机构
- >72 小时 → ☒ 不适合PEP
  - 定期随访，若转阳立即转介抗病毒治疗

社区组织支持要点
- 初步评估PEP适用性
- 提供PEP服务机构信息
- 心理支持
- 随访教育
- 解答用药疑问
- 必要时引导至医疗机构就医

#社区组织可为求询者提供 PEP 服务机构的信息，若有条件也可陪同求询者到 PEP 服务机构就诊
*若条件允许，社区组织也可协助求询者进行HIV抗体快速检测，初步判断是否需要转介至抗病毒治疗机构
HIV: 人类免疫缺陷病毒; PEP: 暴露后预防

手册正文

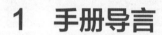

1 手册导言

 —— 思考:

● HIV PEP 对艾滋病防控有何意义?
● 作为社区工作者,为何要学习 HIV PEP 相关知识?

1.1 当前艾滋病防控形势下, PEP 有何意义

　　1981 年全球首次报道艾滋病病例,随后发现这是由人类免疫缺陷病毒(human immunodeficiency virus,HIV,即艾滋病病毒)引起的威胁人类生命健康的严重传染病。目前,HIV 已经累积感染超过 7 000 万人,给人类社会带来了巨大负担。虽然抗病毒治疗已经能够大幅改善 HIV 感染者的生存情况,但是全球尚无有效疫苗和治愈手段,预防艾滋病流行仍是我们当前面临的重要挑战之一。

近年来,随着感染人群构成的转变,不安全性行为(包括异性和同性性行为)已成为艾滋病传播的主要方式。中国近年新报告 HIV 感染者中 95% 以上为性传播(图 1-1),鉴于人的性行为影响因素复杂多样,预防难度大,亟须进一步加强和扩大生物医学和行为学等预防干预措施的实施,有效降低艾滋病新感染的发生。

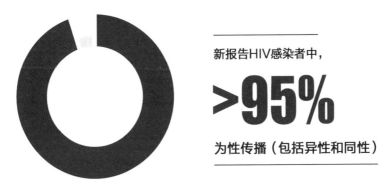

新报告HIV感染者中,

>95%

为性传播(包括异性和同性)

图 1-1　中国近年新报告 HIV 感染者中性传播占比

随着科技进步,以抗病毒药物为核心的生物医学干预措施逐步发展和完善。HIV 暴露后预防(post-exposure prophylaxis,PEP)就是一种在接触 HIV 后利用抗病毒药物阻断 HIV 感染的生物医学干预措施,是艾滋病综合干预策略的重要组成部分,已在全球广泛应用。当前,不安全性行为(如无保护的男男性行为、非固定性伴性行为、商业性行为等)是我国 HIV 传播的主要原因,作为可以在接触HIV 后有效降低感染风险的重要干预手段,PEP 为 HIV 感染高风险个体提供了紧急阻断的机会,减少 HIV 传播,有助于尽快实现终结HIV 流行的目标。

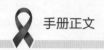
> ——— 划重点 ———
>
> PEP 是一种可以在 HIV 暴露发生后有效降低 HIV 感染风险的生物医学干预手段,有助于预防 HIV 传播!

● PEP 发展和应用简史

HIV PEP 始于 20 世纪 90 年代初,既往主要应用于职业(医务人员、警察等)暴露于 HIV 后的防护(图 1-2),以降低因职业原因接触到被 HIV 污染的血液或体液而导致的意外感染风险。然而,因为早年使用的抗病毒药物毒副作用较大,加之人们担心推广 PEP 反而会促进高风险行为的发生,该措施在当时并未广泛应用于普通人群。

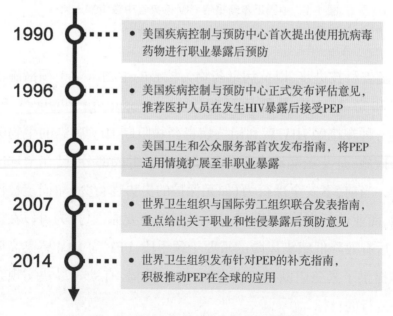

图 1-2　国际 PEP 发展应用里程碑事件

直到 2005 年，随着新一代抗病毒药物的发展及 PEP 预防效果证据的积累，美国卫生和公众服务部首次发布指南，将 PEP 适用场景扩展至非职业暴露，譬如无保护性行为、静脉注射吸毒、性侵犯等。2014 年，世界卫生组织发布专门针对成人、青少年和儿童 HIV 暴露后预防（包括职业和非职业暴露）的补充指南，积极推动了 PEP 在全球的应用。

● 我国 PEP 应用情况如何？

我国在 HIV 感染高风险职业（医务人员、实验室工作人员、警察等）中开展 HIV 职业暴露防护工作已有约 20 年（图 1-3），规范应用 PEP 有效地保护了 HIV 感染高风险职业人员。到目前为止，我国尚无因职业暴露造成的 HIV 感染案例报道。

尽管职业暴露后预防措施已相对成熟，非职业暴露后预防策略在我国的实施和推广时间并不长，仍处于起步阶段。2019 年 9 月，国家卫生健康委等十部门联合制定了《遏制艾滋病传播实施方案（2019—2022 年）》，明确要求强化综合干预，进一步推进暴露后预防措施。为此，中国疾病预防控制中心性病艾滋病预防控制中心（简称"艾防中心"）于 2020 年 11 月发布了《艾滋病病毒暴露后预防技术指南（试用）》，以推动 HIV PEP 策略在我国规范化实施。据艾防中心整理发布的《全国 HIV 暴露后预防门诊点信息一栏表》显示，截至 2021 年 11 月，全国已有超过 300 家门诊点提供 HIV PEP 服务，服务覆盖面和信息宣传预计将会继续扩大。

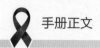
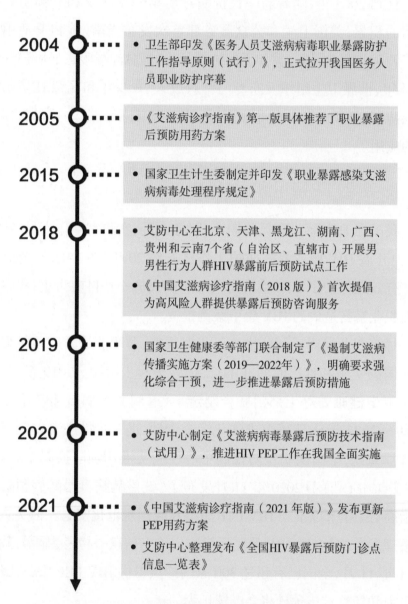

2004 ● 卫生部印发《医务人员艾滋病病毒职业暴露防护工作指导原则（试行）》，正式拉开我国医务人员职业防护序幕

2005 ● 《艾滋病诊疗指南》第一版具体推荐了职业暴露后预防用药方案

2015 ● 国家卫生计生委制定并印发《职业暴露感染艾滋病病毒处理程序规定》

2018 ● 艾防中心在北京、天津、黑龙江、湖南、广西、贵州和云南7个省（自治区、直辖市）开展男男性行为人群HIV暴露前后预防试点工作
● 《中国艾滋病诊疗指南（2018版）》首次提倡为高风险人群提供暴露后预防咨询服务

2019 ● 国家卫生健康委等部门联合制定了《遏制艾滋病传播实施方案（2019—2022年）》，明确要求强化综合干预，进一步推进暴露后预防措施

2020 ● 艾防中心制定《艾滋病病毒暴露后预防技术指南（试用）》，推进HIV PEP工作在我国全面实施

2021 ● 《中国艾滋病诊疗指南（2021年版）》发布更新PEP用药方案
● 艾防中心整理发布《全国HIV暴露后预防门诊点信息一览表》

图 1-3 中国 PEP 实施应用里程碑事件

注："艾防中心"全称为中国疾病预防控制中心性病艾滋病预防控制中心。

1.2 社区组织在 HIV PEP 推广中的关键角色

社区组织①是艾滋病预防控制的重要力量,发挥着艾滋病防控重点人群与疾控、医疗和政府管理部门之间的桥梁作用(图 1-4)。社区组织深入群众,可以接触到更为广泛的防控对象,有利于 PEP 科学宣教和咨询服务工作下沉,提高干预措施的覆盖面和有效性。同时,社区工作者了解一线防控现状,可以及时将推广实施中遇到的挑战阻碍反馈给防控政策的制定者,协助优化 PEP 推广策略。

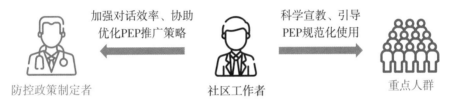

图 1-4 社区组织在 PEP 推广中的作用

由于 PEP 策略的推广尚处于起步阶段,我国重点人群对非职业暴露后预防的知晓率和使用率仍普遍较低,且存在发生暴露后不知如何获取 PEP 服务、不规范使用 PEP 药物或者不了解暴露前/暴露后预防区别等情况,导致错失阻断时机、阻断失败,或是过度使用、错误使用。社区组织的积极参与将有力地协助开展科学正确的宣教服务,进一步提高 PEP 知晓度,引导有需要采取 PEP 的人员规范化

① 本手册所指社区组织(community-based organization,CBO)是服务某一社会群体(或因地理位置、或因某些共同特性而形成的生活上相互关联的集体)的非营利性组织,包括但不限于:居委会;社区服务站;为特定群体(如男男性行为者、跨性别女性等)提供艾滋病预防等服务的民间组织。

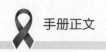

使用PEP。为此,社区工作者主动参加各级培训,正确掌握PEP相关知识,同时积极协助开展PEP相关咨询等工作,并总结实践经验、查漏补缺,不断提高自身服务能力,为PEP策略的规范化实施出力献策。

1.3 手册使用方法导航

本手册专门针对社区组织编撰,旨在协助社区工作者开展符合国家规定与专业医学指导的PEP宣教咨询工作。以下为手册主要内容(表1-1)和手册核心特色(图1-5)。

表1-1 手册主要内容

	主要内容
第1部分	PEP对于减少HIV传播的意义,以及社区组织在PEP推广中的关键角色
第2~4部分	分别从"什么是PEP""谁应该、谁适合使用PEP"以及"如何获取、使用PEP"三方面,对PEP相关知识进行全面介绍,以便社区工作者在宣教咨询服务中为服务对象提供科学准确的解答
第5部分	探讨社区组织开展PEP相关工作时可能遇到的实际问题,并结合部分典型案例,回顾手册中提及的相关知识点,重点讲解可能发生的复杂情况及处理思路,为社区工作者提供参考

1 内容科学化

以权威指南及学术文献为手册参考来源

2 语言通俗化

以通俗化语言解释 PEP 相关专业知识

3 视角定制化

以社区组织需求为出发点分析 PEP 宣教咨询工作中的实际考量

4 形式多元化

以案例分析、知识速览、术语索引、附录等多种元素辅助读者学习

图 1-5 手册核心特色

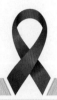

2 什么是PEP

🧠—— 思考：

- 在宣教和咨询服务中，社区工作者应如何介绍 PEP？
- PEP 真的能够安全有效地阻断 HIV 感染吗？
- PEP 可以代替其他预防 HIV 感染的手段吗？

2.1　HIV 暴露是什么

　　HIV 暴露是指未感染者接触到可能含有 HIV 的血液、组织液或其他体液(图 2-1)。在这种情况下，如果接触点为皮肤创口或黏膜[①]，病毒可能会由此进入人体，造成接触者感染 HIV(注：HIV 暴露 ≠ HIV 感染)。

―――――――

　　① 黏膜：黏膜是能分泌黏液的膜状结构，能起到免疫防御的作用。人体黏膜包括口腔黏膜、眼睑黏膜、鼻黏膜、胃肠道黏膜、阴道黏膜等。

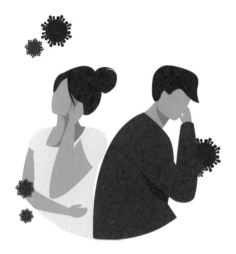

图 2-1　HIV 暴露

● 常见的 HIV 暴露场景

　　常见的 HIV 暴露场景包括**性暴露**(如无套性行为、安全套破损、遭受性侵犯)、**皮肤创口暴露**(如与他人共用静脉注射针具、针尖扎伤、手术刀割伤)等(图 2-2)。在这些场景中,皮肤创口或黏膜可能会

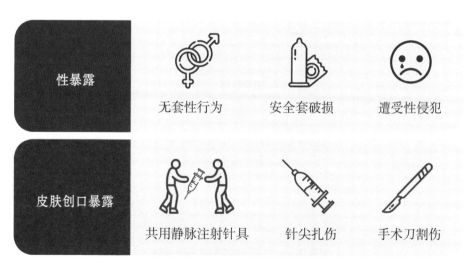

| 性暴露 | 无套性行为 | 安全套破损 | 遭受性侵犯 |
| 皮肤创口暴露 | 共用静脉注射针具 | 针尖扎伤 | 手术刀割伤 |

图 2-2　常见的 HIV 暴露场景

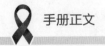
接触到 HIV 感染者具有高传染性的精液、阴道分泌物及血液,从而发生 HIV 暴露。而与 HIV 感染者的日常社交或家庭接触一般不会造成感染,通常不算是 HIV 暴露。

HIV 职业暴露和非职业暴露

- **职业暴露**(occupational exposure):指因职业原因而发生的暴露,如医务人员在工作中接触 HIV 感染者的血液或其他体液、警察在追捕过程中被疑似 HIV 感染者抓伤,或被 HIV 污染器械刺伤等。

- **非职业暴露**(non-occupational exposure):指在非工作环境下,与 HIV 感染者或疑似 HIV 感染者发生不安全性行为、共用针具注射毒品、遭遇性侵犯等情况。

● 暴露前预防和暴露后预防

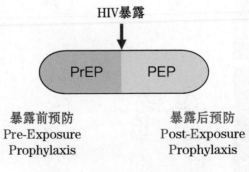

图 2-3　暴露前和暴露后预防

由于 HIV 暴露会导致较高的 HIV 感染风险,在经历 HIV 暴露或疑似 HIV 暴露后,应尽快咨询疾控中心或感染科医生,并在医生建议下服用阻断药物,以降低 HIV 感染风险,这就是**暴露后预防**(PEP),俗称"HIV 阻断药",也有人将其戏称为"后悔药"。因职业暴露而启动的 PEP 称为职业暴露后预防(occupational post-exposure prophylaxis,oPEP);因不安全性行为等非职业暴露而启动的 PEP 称为非职业暴露后预防(non-occupational post-exposure prophylaxis,nPEP)。

除了 PEP 外,部分 HIV 暴露高风险的人群也可提前服用预防药物,即**暴露前预防**(pre-exposure prophylaxis,PrEP)。图 2-3 表明了 PrEP 和 PEP 的关键区别,关于 PrEP 的具体信息可参考与本书同系列的《艾滋病病毒暴露前预防社区组织指导手册》。

2.2　PEP 是如何预防 HIV 感染的

● PEP 的原理

 　　HIV 进入人体后仍需要一段时间来"占领"人体免疫细胞,并通过细胞内的资源复制大量的 HIV,才能建立长期感染,这段时间便给阻断 HIV 感染创造了可能。

 　　PEP 药物的本质就是抗病毒药物,可以抑制病毒的复制。因此,在已发生 HIV 暴露,但尚未感染时尽快使用 PEP 可以及时阻止 HIV 的复制,不让它们发展扩散成一支强有力的"犯罪团伙"引发感染,而已进入人体的少数"危险分子"则会被免疫系统制服,这样我们就能阻断 HIV 感染的发生。

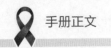

> **── 划重点 ──**
>
> PEP:尚未感染 HIV 的人员,在发生 HIV 暴露后通过在72 小时内尽早服用抗病毒药物,以预防 HIV 感染。

● 尽早、持续使用 PEP 是阻断感染的关键

 ➤ **尽早**:HIV 在进入人体之后即可开始"入侵"人体细胞,进行复制,一旦建立起长期感染,便无法彻底清除。因此,在发生 HIV 暴露后,需尽快启动抗病毒药物进行阻断,且越早实施阻断,PEP 的预防效果越好!

➤ **持续**:启动 PEP 后需要持续服药一段时间(即 28 天),以彻底控制所有进入人体的病毒,完全阻断感染。

因此,在发生 HIV 暴露后,应尽快进行 PEP 咨询、启动阻断药物,并严格遵照医嘱按时按量全程服药。具体药物推荐及注意事项将在手册第 4 部分中详细介绍。

为什么 PEP 需要持续且按时按量用药?

● PEP 阻断感染的效果取决于使用者体内抗病毒药物含量(即血药浓度)是否充足。正如在危险分子潜入时派遣警力实施捉捕,如果警察数量太少,一方面很难及时发现坏人,另一方面,在坏人较多的情况下,少量的警察很难迅速制服他们。此外,如果仅在很短时间内有充足的警力,部分未被捉捕的危

险分子可能会在警力撤离后肆意进行犯罪活动。这也就是说，在使用 PEP 阻断感染时，我们需要保证血药浓度尽快达到一定高度，并维持在有效范围内。

● 由于人体的吸收和代谢，服药后血药浓度会随药物吸收而升高，随后又因药物代谢逐渐降低。在 HIV 暴露后的一段时间内，通过持续、规律地服用 PEP，可以将抗病毒药物的血药浓度维持在有效范围，从而有效控制所有进入人体的病毒，达到阻断 HIV 感染的效果。

2.3 PEP 有效吗

临床研究显示，PEP 能降低 HIV 感染风险 80% 以上。首次服药距离暴露发生的时间越短，则阻断的成功率越高。

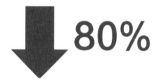

HIV感染风险

80%

由于能够有效阻断 HIV 感染，国内外权威机构（如世界卫生组织、中国疾病预防控制中心、欧洲临床艾滋病协会、美国疾病控制与预防中心等）一致推荐在 HIV 暴露的人群应尽快使用 PEP，以降低感染风险。

2.3.1 oPEP 有效性数据

● 早期 oPEP 研究数据

PEP 最早应用于因职业暴露而需要 HIV 阻断服务的人群。20

世纪 90 年代,根据美国、英国、意大利及法国卫生部门所提供的数据,研究人员展开了一项病例对照研究,发现在发生职业暴露的医护人员中,应用齐多夫定单药进行 PEP 可将感染 HIV 的概率降低约 81%(图 2-4)。

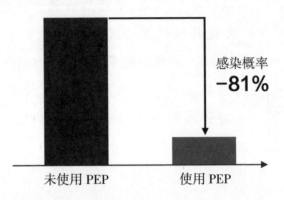

图 2-4　oPEP 病例对照研究显示 PEP 大幅降低医护人员 HIV 感染概率

● 各国 oPEP 实践数据

基于上述数据,多个国家自 20 世纪 90 年代中后期开始推荐使用 oPEP,有效减少了因职业暴露引发的 HIV 感染病例。近年来,多个国家陆续发表了多篇关于医务人员在 HIV 职业暴露后使用 oPEP 的回顾性研究,这些研究共计观察了 553 例接受 oPEP 的医务人员,无一例发生 HIV 感染。我国 oPEP 工作同样已经开展了二十余年,**目前尚无阻断失败的案例报道**。

2.3.2　nPEP 有效性数据

基于 oPEP 在阻断 HIV 感染上的卓越效果,研究人员开始尝试将 PEP 应用于非职业暴露。无论是在灵长类动物中进行的研究,还是在发生非职业暴露的人群中(包括性暴露、静脉吸毒暴露、血液针刺/割伤暴露等)展开的观察性研究,均表明 nPEP 可以大幅降低 HIV 感染风险。现有数据表明若遵医嘱按时按量服用 PEP,不同人群中 nPEP 阻断失败的概率仅为 0.05%~0.5%。

● 男男性行为者(men who have sex with men,MSM)

国外汇总报告:纳入 6 项研究,共 1 535 例在发生 HIV 暴露后接受 PEP 的 MSM(图 2-5)。

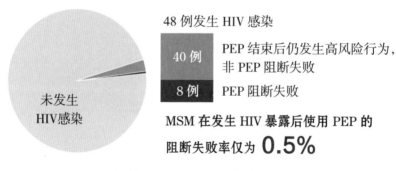

48 例发生 HIV 感染

40 例　PEP 结束后仍发生高风险行为,非 PEP 阻断失败

8 例　PEP 阻断失败

未发生 HIV 感染

MSM 在发生 HIV 暴露后使用 PEP 的阻断失败率仅为 **0.5%**

图 2-5　国外 MSM PEP 汇总报告(共 1 535 人)

● 混合人群(包括成人、青少年、性侵受害者等)

国外汇总报告:纳入 15 项研究,共 2 209 例在发生 HIV 暴露后完成 28 天 PEP 的不同人群(图 2-6)。

从以上数据中可以注意到两个重要信息。一方面,在遵照医嘱坚持服药的情况下,PEP 的阻断失败率非常低。另一方面,PEP 使用者仍有可能发生 HIV 感染,但常见原因主要是使用者未遵照医嘱坚持服用药物,或在服药期间或结束后持续发生高暴露风险行为。因此,社区工作者需在宣教咨询服务中强调,**严格遵照医嘱用药,并避免再次发生高暴露风险行为是保证 PEP 有效性的关键!**

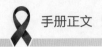

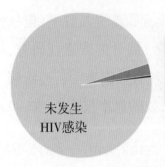

19 例发生 HIV 感染

18 例 PEP 结束后仍发生高风险行为或未及时启动 PEP，非 PEP 阻断失败

1 例 PEP 阻断失败

未发生 HIV感染

在混合人群中，在发生 HIV 暴露后使用 PEP 的阻断失败率仅为 **0.05%**

图 2-6 国外混合人群 PEP 汇总报告（共 2 209 人）

2.3.3 万一碰上耐药 HIV 毒株怎么办

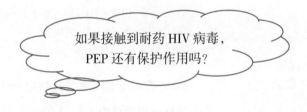

如果接触到耐药 HIV 病毒，PEP 还有保护作用吗？

由于耐药株的确可能影响 PEP 的有效性，多项指南推荐使用耐药屏障更高的三药方案（即三种抗病毒药物组成的"鸡尾酒疗法"），提高保护效力。

2.4 PEP 安全吗

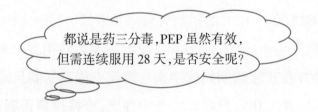

都说是药三分毒，PEP 虽然有效，但需连续服用 28 天，是否安全呢？

整体来说，PEP 是安全的！

尽管 PEP 为三药配方,但目前推荐用于 PEP 的抗病毒药物均具有良好的安全性。临床经验显示,仅有约 10% 的使用者在开始服用药物时可能会出现**短期**、**轻微**的副作用,如头痛、失眠、疲劳、恶心、胃肠胀气等,且通常会在几周内自行消散。尽管在极少数情况下,PEP 使用者可能出现较为严重的不良反应,但整体来看 PEP 相关副作用是非常轻微的。

● PEP 有骨、肾安全问题吗?

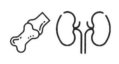
过往研究表明部分推荐用于 PEP 的 HIV 抗病毒药物可能会出现骨密度降低和肾功能减退,但需注意的是,这些研究所反映的均为在 HIV 感染者中长期(通常≥1 年)用药的数据,而 PEP 疗程仅为 28 天,**短期用药的骨肾毒副作用小且可控**。并且,即使在这些长期研究中,抗病毒药物相关的骨肾功能下降在停药后也可逆转恢复。因此,除原本就有骨肾功能受损问题的人群外,大部分使用者无须担心 PEP 的骨、肾安全问题。

● PEP 会导致耐药吗?

在讨论 PEP 会不会导致耐药之前,我们首先需要理解耐药是如何产生的。耐药是指病毒等微生物对于药物作用产生的耐受性。病毒在长期接触低剂量(即不足以完全抑制所有病毒)药物的情况下,就可能对这些药物产生适应性改变,变成耐药的"顽固病毒",难以被消灭。

而目前推荐使用的 PEP 均为抗病毒效力非常强的三药方案,只要按时按量用药,剂量足以完全抑制病毒,**因此,并不会导致耐药**。

但需注意的是,对 PEP 的不当使用(如未遵医嘱用药、频繁漏服)可能会导致人体内的药物浓度不足,使得 PEP 使用者产生耐药的风险上升。因此,使用者应遵医嘱按时按量用药,不能擅自使用或停用 PEP。

—— 划重点 ——

PEP 是安全的,且疗程较短,仅为 28 天,通常仅有 10% 的使用者会出现轻微、短暂的副作用。

2.5 PEP 和其他预防 HIV 感染手段是什么关系

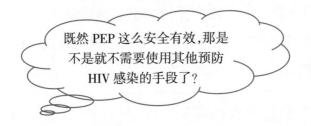

既然 PEP 这么安全有效,那是不是就不需要使用其他预防 HIV 感染的手段了?

● PEP vs 传统预防措施

尽管 PEP 可以在 HIV 暴露发生后安全、有效地帮助降低 HIV 感染风险的手段,但因为有 PEP 这个选择,就忽视其他 HIV 预防手段的这种想法是万万不可的! PEP 只是补救用的"后悔药",而且并非万无一失。最好的预防手段,是杜绝可能会导致 HIV 暴露的高风险行为,从根源上避免 HIV 暴露(图 2-7)!

| 持续、正确地
使用安全套 | 避免与多人
发生性交 | 使用一次性
无菌注射器 |

图 2-7　如何从根源上避免 HIV 暴露

例如,持续、正确使用安全套是安全性行为的基石,可以帮助预防包括 HIV 感染在内的多种性病感染。因此,无论何时(即使正在使用 PEP),都应在性行为中坚持使用安全套。

● PEP vs PrEP

如果部分使用者反复需要 PEP(即反复发生 HIV 暴露),这说明他们具有 HIV 暴露高风险,针对这种情况,国内外指南均推荐考虑使用 PrEP,即“先下手为强”,通过在发生 HIV 暴露前常规使用抗病毒药物,提前为重点人群建立防御屏障。社区工作者可在与 PEP 求询者的交谈随访中了解其 PEP 使用史及行为特点,帮助求询者评估在完成 PEP 疗程后是否需要启动 PrEP。关于 PrEP 的适用性、使用方法及其他相关信息,可参考《艾滋病病毒暴露前预防社区组织指导手册》。

―― 划重点 ――

PEP 不能替代其他预防 HIV 感染的手段!最好的预防手段是杜绝 HIV 暴露高风险的行为,从根源上避免 HIV 感染。

3 谁应该、谁适合使用 PEP

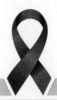

思考:

- 如何初步判断求询者是否有高暴露风险?
- 高暴露风险者一定适用 PEP 吗?

3.1 哪些人应该使用 PEP

所有未感染 HIV 的个体在与暴露源发生了可能导致 HIV 感染的行为后,都应该尽早使用 PEP(图 3-1)!

PEP 的适用人群包括但不限于图 3-2 中的重点人群。

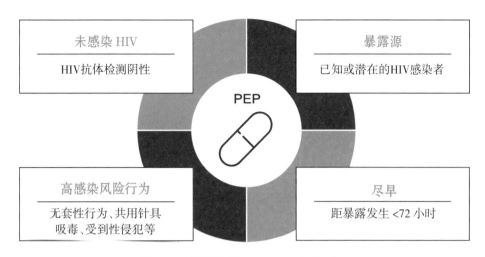

图 3-1 需要使用 PEP 的四大关键词

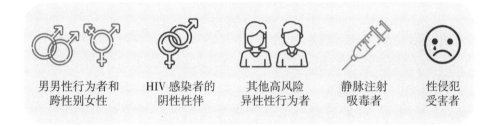

图 3-2 PEP 重点适用人群

3.2 如何评估是否应该使用 PEP

社区工作者可以从三大方面综合评估求询者是否适用 PEP:①暴露时间;②暴露风险(包括暴露源和暴露行为);③HIV 感染状态。

3.2.1 HIV 暴露时间评估

需详细了解求询者发生疑似 HIV 暴露行为的具体时间。若时间未超过 72 小时,则符合暴露后阻断的基本要求;若时间已超过 72 小时,则不推荐使用 PEP。

为何阻断 HIV 感染的黄金时间是 72 小时?

● HIV 主要通过破损的皮肤或黏膜进入人体。进入后,HIV 首先"攻击"入侵部位的免疫细胞,发生局部复制。其后,HIV 进入局部淋巴结,在淋巴结内复制并经血液传遍全身,这个过程需要 48~72 小时。

● 动物实验结果显示,HIV 暴露后越早开始用药,阻断效果越好,比如在暴露后 12 小时和 36 小时开始服药的有效率比 72 小时高。最晚服药时间不应超过 72 小时,这样才能有效地阻止病毒在血液和淋巴中出现,从而阻断 HIV 感染。

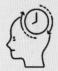 遇到求询者记不清发生疑似 HIV 暴露行为的具体时间的情况,应如何解决?

● 通常,求询者会对最近一次发生高风险行为的时间有比较准确的记忆。如果在某些情况下(比如事发时因醉酒或吸毒而意识不清)求询者无法给出准确时间:①如果经估算后处于 72 小时边缘,可告知求询者 PEP 须在 72 小时内启动,超过 72 小时启动会降低阻断效果,由求询者决定是否启动 PEP,并将该情况记录在知情同意书及病例中;②如果经评估,即使存在记忆偏差,估算时间也确定超过了 72 小时,则不建议启动 PEP。

3.2.2 HIV 暴露风险评估

HIV 暴露风险高低取决于暴露源和暴露行为(图 3-3)。

暴露源	暴露行为	暴露风险

接触对象是否携带 HIV　　可能通过什么方式传播

图 3-3　如何评估 HIV 暴露风险

● 暴露源评估

求询者的暴露源通常为同性/异性性伴侣或共用针具的吸毒伙伴,暴露源是否感染了 HIV(如果是,是否接受了抗病毒治疗)是决定启动 PEP 的关键条件之一。因此,应尽可能地帮助求询者明确暴露源的感染状况(以及抗病毒治疗情况),以评估暴露源的传播风险。可直接询问暴露源或动员对方接受 HIV 检测,或在有条件的情况下获得暴露源的样本进行 HIV 检测。暴露源传播风险评估标准可参考表3-1。

表 3-1　暴露源传播风险评估

暴露源 HIV 感染状况	传播风险
抗体阳性,未治疗或外周血病毒载量未低于检测下限	高
抗体阳性,但已治疗成功(即病毒载量低于检测下限)	低
抗体阴性,且**排除** HIV 急性期感染	低
感染状况未知或未检测	高

需要注意的是,启动 PEP 的时间无须因暴露源检测而延缓,可根据暴露源检测的结果决定是否继续后续治疗。事实上,多数 PEP 案例都无法获得暴露源的样本,因此,暴露行为风险评估也同等重要。

● 暴露行为风险度评估

求询者是否有感染高风险行为发生对于评估 HIV 暴露风险至关重要,社区工作者需耐心引导询问,详细了解求询者发生暴露时的行为细节,包括暴露部位、接触体液等(图 3-4),以评估感染风险。具体行为风险度评级可参考表 3-2。

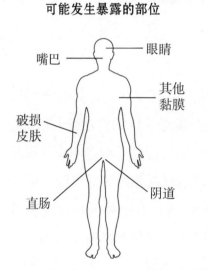

可能发生暴露的部位	常见接触体液的感染风险	
	高风险	低风险
眼睛	血液	尿液*
嘴巴	精液	鼻腔分泌物*
其他黏膜	阴道分泌物	唾液*
破损皮肤	直肠分泌物	汗液*
直肠	母乳	
阴道	其他明显被血液污染的体液	*无明显血液污染

图 3-4　常见暴露部位及接触体液

表 3-2　常见暴露行为风险度评级

HIV 暴露行为	感染风险
性接触	
阴道性交、肛交(包括插入方和被插入方)	高
口-阴道/肛门接触(包括插入方和被插入方)	低 #
口-阴茎接触(伴或不伴射精)	低 #
互相手淫,且没有皮肤破损或血液暴露	无
性接触时全程正确使用安全套	无

续表

HIV 暴露行为	感染风险
接吻*	无
拥抱、抚摸等无体液交换行为	无
其他接触	
共用针具,如共用针具静脉注射吸毒	高
穿透性损伤,例如被空心针头刺伤并暴露于血液或其他感染性液体	高
口腔内有明显出血并导致暴露者出血的咬伤	高
暴露于最近没有接触过血液的实心针头(包括文身针头和用于测量血糖水平的小针)或锐器	无
无出血情况的咬伤	无
无黏膜损伤情况下的口-口接触,如人工呼吸	无
接触没有明显血液的唾液等体液,包括被吐口水	无

通常感染风险较低,但如果存在以下情况,则感染风险增加:①暴露源确认已感染 HIV,且病毒载量高;②口腔黏膜有破损,如口腔病变、牙龈炎、伤口等;③发生明显的血液暴露;④存在生殖器溃疡病或其他性传播疾病。

* 在湿吻中因溃疡或牙龈出血导致的血液交换有极低的暴露风险。

不同暴露行为的 HIV 感染率

暴露类型	HIV 感染率(每 1 万次暴露)#
血液暴露	
输血	9 250
静脉吸毒时共用针头	63
经皮穿刺(如针刺)	23

续表

暴露类型	HIV 感染率（每 1 万次暴露）[#]
性暴露	
肛交被插入方	138
阴茎-阴道性交被插入方	8
肛交插入方	11
阴茎-阴道性交插入方	4
口交被插入方	低
口交插入方	低
其他 [*]	
咬伤	可忽略
吐痰	可忽略
抛掷体液（如精液和唾液）	可忽略
共用性玩具	可忽略

[#] 可能增加 HIV 传播风险的因素包括性传播疾病、急性和晚期 HIV 感染，以及高病毒载量。可能降低风险的因素包括使用安全套、男性包皮环切术、抗逆转录病毒治疗和暴露前预防。表中呈现的估计值未考虑上述因素。

[*] 这些暴露途径理论上有 HIV 传播风险，但风险不大，且鲜有记录。

● 暴露风险综合评估

社区工作者可以综合暴露源传播风险和暴露行为风险度两方面的评估结果，初步判断求询者是否具有 HIV 高暴露风险。如果暴露源传播风险高，且暴露行为具有感染高风险，则推荐使用 PEP；如果暴露行为并没有感染风险或感染风险极低，无论暴露源的传播风险如何，通常都无须使用 PEP（图 3-5）。

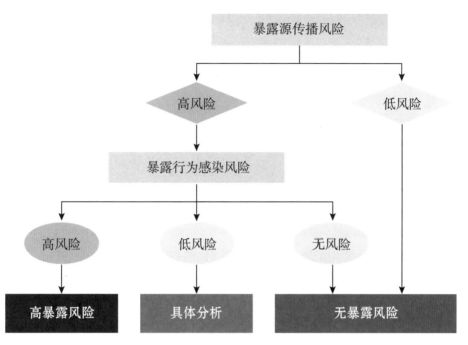

图 3-5 暴露风险综合评估

PrEP 使用者在发生 HIV 暴露后是否需要使用 PEP?

● 原则上,如果 PrEP 使用者在发生 HIV 暴露时体内的抗病毒药物已达到有效的保护浓度,并维持在一定范围内,则无须使用 PEP。目前,从启动 PrEP 到可预防 HIV 感染的时长尚未明确,有研究表明日服 TDF/FTC 作为 PrEP 在不同身体组织达到最高细胞内浓度时间为:直肠组织约 7 天;子宫颈阴道组织约 20 天;阴茎组织未知(但需注意,最高浓度≠有效浓度)。

● 采用事件驱动 PrEP 的男男性行为者,如果已经严格遵循 2+1+1 的方式在 HIV 暴露前 2~24 小时内按要求服用药物,亦无须使用 PEP,只需在 PrEP 首次服药后的 24 小时和 48 小时按要求完成 PrEP 用药即可。如果"2+1+1"PrEP 服药期间有连续高风险行为,则需确保在最后一次高危暴露后继续完成 48 小时的用药。

- 由于本情况比较复杂,以上只是基于当前研究的建议,遇到该情况时应转介至专业的医疗机构进行评估和后续处理。

3.2.3 求询者 HIV 感染状态评估

PEP 的适用性评估还包括检测求询者的 HIV 感染状态,如果已经感染了 HIV,则不能使用 PEP。社区工作者可以帮助求询者进行 HIV 快速抗体检测,并询问过去一个月内是否有其他高暴露风险行为及 HIV 急性感染症状,对 HIV 感染情况进行初步评估。如有条件,最好至医疗机构进行 HIV 核酸检测,以尽早排除 HIV 感染。

什么是 HIV 快速抗体检测?

- 检测目标:HIV 抗体。
- 特点:简单快捷,可自行检测。
- 检出人群:已经感染 HIV 一段时间且抗体水平较高者,通常用作初筛。
- 注意:抗体检测结果阴性不能排除 HIV 感染。

什么是 HIV 急性期感染评估?

● 定义:HIV 急性感染通常发生在初次感染 HIV 后的 2~4 周。

● 表现:50%~90% 的 HIV 急性期感染者存在发热、疲劳、肌痛、皮疹、头痛等感冒样症状。

● 解读:在急性感染期间,感染者体内 HIV 含量虽然较高,但是还未能产生足量的抗体,即处在抗体检测的"窗口期",因此基于抗体检测的方法无法检测到这一时期的 HIV 感染,需根据 HIV 核酸检测结果和相关症状进行筛查,评估求询者处于急性感染期的可能性。

HIV 抗体阴性,且排除 HIV 急性期感染 ⟶ 建议使用 PEP

HIV 抗体阳性 ⟶ 不能使用 PEP,转介启动抗病毒治疗

3.2.4 其他实验室检测

 完成上述评估后,符合 PEP 使用条件的求询者还需接受其他实验室检查,包括梅毒检测、乙型肝炎病毒(hepatitis B virus,HBV)血清学检测、丙型肝炎病毒(hepatitis C virus,HCV)抗体检测、尿常规、肝肾功能以及医生认为有必要进行的其他检测,以确认是否适用 PEP。

为了尽早启动 PEP,通过风险评估的求询者在首次就诊时就可

以开始服用 PEP 药物,待临床检验结果在 1~2 个工作日内给出后,再据此决定是否继续服药或调整服药方案。

临床检验结果合格 ——→ 适用 PEP

临床检验结果不合格 ——→ 根据具体情况调整 PEP 方案

3.3 特殊人群也适合使用 PEP 吗

在实际工作中,社区工作者可能会接触到一些有特殊情况的求询者,如肾功能损伤者、妊娠或哺乳期女性、HBV/HCV 感染者、青少年、儿童、服用激素药物的跨性别者等。这些求询者是否可以使用 PEP 呢? 如果可以,有哪些需要特别注意的情况呢?

3.3.1 肾功能损伤者

肾功能损伤者应根据医生建议选择对肾功能损伤风险较小的药物方案。肌酐清除率 <60ml/min 者(包括需要血液透析者)不建议使用含 TDF 的方案。30ml/min< 肌酐清除率 <60ml/min 者可使用丙酚替诺福韦(TAF)替代 TDF。

肾功能损伤者可以使用 PEP,但有可能需调整用药方案和剂量。

3.3.2 妊娠或哺乳期女性

妊娠并非使用 PEP 的禁忌证,只要合理用药,PEP 并不会增加不良妊娠风险,目前临床实践中也尚未观察到任何因妊娠期使用 PEP 而引发的严重不良反应或不良妊娠结局。女性若在孕期发生高风险行为(例如与阳性伴侣进行无保护性行为),其感染 HIV 的风险与非孕期/非产后女性相比会更高。而且妊娠期一旦发生感染,由于急性感染期人体内病毒载量非常高,母亲极易将 HIV 传播给胎儿。因此,妊娠期女性如果发生高暴露风险行为,更应该积极使用 PEP 及时阻断潜在感染。

评估 PEP 适用性时,对于处于生育年龄的女性,医生会进行全面的风险评估,包括避孕史和妊娠检测。若求询者已经怀孕并坚持妊娠,制定 PEP 方案时应避免使用某些妊娠安全性数据不足或有可能增加早产/低体重儿风险或神经管缺陷风险的药物(详细内容请见 4.2.2)。

同样地,**哺乳也不是 PEP 的禁忌证**。不过,考虑到 HIV 和抗病毒药物都有可能通过母乳进入婴儿体内,加之哺乳期间若感染了 HIV,病毒通过母乳传染给婴儿的可能性更高,国外指南建议在 HIV 暴露发生后的 3 个月内应避免母乳喂养,以防止 HIV 传播和潜在的 PEP 药物毒性影响婴儿。

> 女性在妊娠和哺乳期可以使用 PEP,但妊娠期应避免使用妊娠禁用药物,哺乳期建议停止哺乳 3 个月。

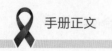

3.3.3　HBV 感染者

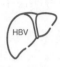**HBV 感染并非 PEP 使用的禁忌证**，求询者若符合 PEP 使用标准可直接启动 PEP，但需在启动 PEP 后定期复诊，密切监测肝功能。

PEP 的首选药物方案同时也有治疗 HBV 的效果，因此，对于已经在服用抗 HBV 药物的求询者，可在 PEP 期间暂停原来服用的抗 HBV 药物，并在 PEP 结束后继续坚持抗 HBV 治疗。对于没有服用抗 HBV 药物的求询者，在准备停用 PEP 药物时，需转介至肝病专科门诊进行有计划的停药，随意停药有可能导致 HBV 感染恶化。合并 HBV 感染者在停止 PEP 后还需要复查肝功能和 HBV 相关指标，若出现 HBV 复制活跃的肝炎表现，需要转介至肝病专科继续抗 HBV 治疗。

> HBV 感染者可以使用 PEP，但需在启动后密切监测肝功能和其他相关指标，并转介至肝病专科门诊就医。

3.3.4　HCV 感染者

HCV 感染并非 PEP 使用的禁忌证。对于正在接受抗 HCV 治疗的求询者，选择 PEP 用药方案时应根据 HCV 治疗药物来选择无药物间相互作用的 PEP 方案。对于尚未接受治疗的 HCV 感染者，启动 PEP 后也可以同时进行抗 HCV 治疗，注意避免药物间相互作用即可。

不过需要注意的是，若求询者在 HIV 暴露时同时感染了 HCV 和 HIV，其体内出现 HIV 抗体的时间可能会延迟。因此，对于 PEP

启动前 HCV 抗体检测结果为阴性、而在 HIV 暴露后 4~6 周转为阳性的个体,需要在 HIV 暴露后 3 个月和 6 个月时再次接受 HIV 抗体检测,才能完全排除 HIV 感染。

 HCV 感染者可以使用 PEP,选择药物方案需注意药物间相互作用。

3.3.5　未成年人群

　PEP 也适用于发生 HIV 暴露(如遭受性侵犯)的 18 岁以下青少年和儿童,不过启动 PEP 前需要得到监护人的同意。12 岁以下儿童选择 PEP 药物方案时,需根据年龄和体重调整药物方案和剂量。

 在监护人同意的情况下,未成年人可以使用 PEP,但需调整药物方案和剂量。

3.3.6　服用激素药物的跨性别人群

　跨性别人群可以使用 PEP,药物方案参考普通人群即可。不过,部分抗病毒药物可能会影响激素代谢,开始使用 PEP 后可能需要调整激素剂量(具体内容参见 4.2.2)。

 服用激素药物的跨性别者可以使用 PEP,用药方案与普通人群一致。

——— 划重点 ———

PEP 使用须满足以下五项纳入标准：

☑ 年龄 18 周岁及以上，不足 18 岁需监护人同意。

☑ HIV 抗体检测阴性。

☑ 暴露时间不超过 72 小时。

☑ 暴露源及暴露行为评估提示求询者具有 HIV 暴露高风险。

☑ 同意按时服药、保证依从性、按时参加随访检测。

3.4　社区组织如何进行 PEP 适用性初步评估

在发生 HIV 暴露后，求询者心理上可能会觉得"去社区组织或找自己熟悉的社区工作者求助"比"去医院"来得便捷。因此，作为提供 PEP 咨询的一线力量，社区工作者在暴露风险初步评估、引导求询者前往专业 PEP 服务机构等环节中扮演着重要的角色。

● HIV 暴露风险和 PEP 适用性初步评估

社区工作者可以参考前述信息，从 HIV 暴露时间、暴露源感染状况、暴露行为风险等方面初步评估求询者的 HIV 暴露风险和 PEP 适用性。

在确认求询者符合 PEP 适用性初步评估标准后，社区工作者可以协助其转介至专业 PEP 服务机构。除了帮助求询者查询附近的 PEP 服务机构信息，若条件允许，社区工作者也可陪同求询者到 PEP 服务机构获取服务。如有需要，也可以引导求询者通过有资质的互联网医院获取 PEP 药物。具体咨询流程可参考图 3-6。

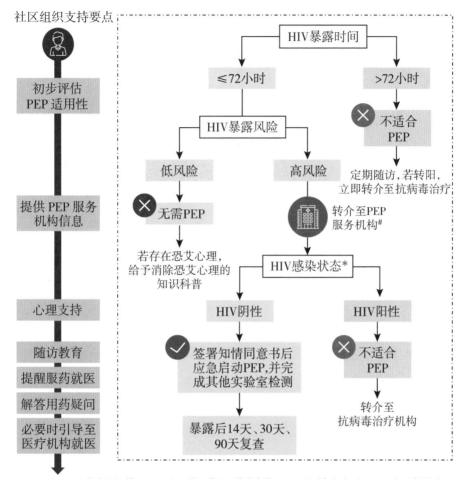

\# 社区组织可以为求询者提供 PEP 服务机构的信息,若有条件,也可陪同求询者到 PEP 服务机构就诊。
* 若有条件,社区组织也可协助求询者进行 HIV 抗体快速检测,以初步判断是否需要转介至抗病毒治疗机构。

图 3-6 社区组织 PEP 咨询服务流程图

 ● 随访支持服务

　　求询者启动 PEP 后,社区工作者还可以为其提供随访服务,提醒求询者按时按量用药并接受定期检测,同时也可为其提供相应的艾滋病认知教育和心理支持。具体内容详见手册第 5 部分。

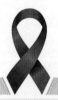

4 如何获取、使用 PEP

 —— 思考：

- 如何引导求询者获取 PEP 药物？
- 关于使用 PEP，有哪些注意事项需要提醒求询者？

4.1 如何获取 PEP 药物

社区组织可以引导符合 PEP 纳入标准的求询者从 HIV 暴露后预防门诊点等提供 PEP 服务的相关专业机构获取 PEP 药物。

求询者

您好！我想了解一下出差在外的时候，万一意外发生了 HIV 感染高风险行为，应该如何寻找附近可以获取 PEP 药物的机构呢？

您好！中国疾病预防控制中心汇总了"全国 HIV 暴露后预防门诊点信息一览表"(chinaaids.cn/ztbk/2021sjazbpc/202111/t20211126_253046.htm)，内附有全国各地 300 多个 PEP 相关服务机构的信息，包括地址、联系电话和工作时间，您可以随时查询离您最近的 PEP 相关机构。

社区工作者

在实际操作中，部分求询者可能会选择从互联网医院获取 PEP 药物。但是需要注意的是，截至 2022 年 9 月，国家规定互联网医院只能接待复诊患者。因此，如有启动 PEP 的需求，建议社区工作者引导求询者选择专业的 PEP 门诊点进行问诊和开药，并根据专业人员的意见和建议，选择互联网医疗服务。

4.2 用于 PEP 的药物有哪些

如前面 2.2 提到，PEP 药物的本质就是抗病毒药物，可以用于治疗 HIV 感染，特定的药物组合也可以用于预防 HIV 感染。

HIV 抗病毒药物小档案

- **主要技能**：抑制 HIV 复制。
- **常用药物和药物成分**：

丙酚替诺福韦(tenofovir alafenamide fumarate, TAF)、替诺福韦(tenofovir disoproxil fumarate, TDF)、恩曲他滨(emtricitabine, FTC)、拉米夫定(lamivudine,

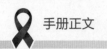

3TC)、齐多夫定(zidovudine,AZT)、比克替拉韦(bictegravir,BIC)、多替拉韦(dolutegravir,DTG)、拉替拉韦(raltegravir,RAL)、洛匹那韦/利托那韦(LPV/r)、达芦那韦/利托那韦(darunavir/ritonavir,DRV/r)。

- **主业**:治疗 HIV 感染;多种抗病毒药物联合使用(即"鸡尾酒疗法")杀伤力更强。
- **副业**:HIV 暴露前和暴露后预防;比如,TDF 联合 FTC(TDF/FTC)再搭配 RAL 或者 DTG 可用作 PEP。

4.2.1 PEP 的用药方案有哪些

PEP 用药方案通常为三种抗病毒药物联合方案。以下为《中国艾滋病诊疗指南(2021 年版)》和《艾滋病病毒暴露后预防技术指南》推荐的 PEP 方案:

● 首选方案

首选推荐方案为 TDF/FTC + DTG(或 RAL),也可以考虑选择 BIC/FTC/TAF(图 4-1)。

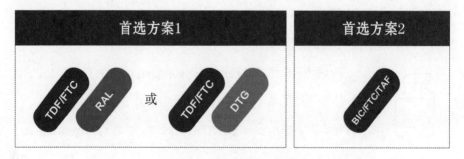

图 4-1 两种 PEP 首选药物方案的药片组合

● 备选方案

PEP 方案中的 TDF 可替换为 TAF,FTC 可替换为 3TC,DTG(或 RAL)可替换为 LPV/r 或 DRV/r,以在确保阻断效果的同时,尽量满足不同地区药物可及性以及个人经济水平的需求。

需要注意的是,虽然两药方案可能也有预防 HIV 的效果,但其证据尚不充分,因此通常不推荐用于 PEP。而且,与两药方案相比,三药方案可以最大程度地抑制 HIV 复制,能够更好地阻断暴露于耐药病毒株的感染,提高成功预防的可能性。同时,三药方案耐药屏障更高,即使 PEP 阻断失败,也不易引发病毒产生耐药性,不会为后续抗病毒治疗增加难度。

—— 划重点 ——

PEP 的首选方案为 TDF/FTC + DTG(或 RAL),也可以考虑 BIC/FTC/TAF。

4.2.2 特殊人群选择 PEP 用药方案时有什么考量

除了参考指南推荐和考虑药物可及性外,医生还会结合求询者的具体情况(如伴有其他疾病或感染、妊娠等)调整 PEP 用药方案。因此社区工作者可鼓励求询者如实告知医生其身体状态、疾病史、合并用药等情况,以便医生作出合理判断。下面列举了国内外指南对几种特殊人群的 PEP 用药方案推荐,仅供参考,具体用药方案将由医生决定。

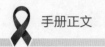
● 合并肾功能下降者

- 肾功能下降者,建议以 TAF/FTC 代替 TDF/FTC。

● 妊娠期或哺乳期女性

- 推荐使用 TDF/FTC+RAL 方案(怀孕前 6 周应避免使用 DTG)。
- 不推荐使用 BIC(孕期应用数据不足)或 LPV/r(有增加早产和低体重儿的风险)。
- 疑似 HIV 暴露后 3 个月内应避免哺乳。

● HBV/HCV 感染者

- HBV 感染者推荐使用 TDF+FTC(两种抗 HBV 活性的药物)作为骨干药物。
- HCV 感染者应首选含 BIC、DTG 或 RAL 的药物方案,并根据抗 HCV 药物选择与其无药物相互作用的药物方案。
- TDF 与抗 HCV 药物合用时,需监测与 TDF 相关的不良反应。

● 服用激素药物的跨性别者

- 目前尚无有关 PEP 在服用激素药物的跨性别者的有效性和安全性的研究。
- BIC、DTG、RAL 对激素药物无影响。
- DRV/c 和 LPV/r 对激素代谢有影响,或需调整激素药物剂量。

● 结核病患者

- RAL 与利福平(抗结核药)合用时,需增加 RAL 的剂量。
- 禁止 BIC/FTC/TAF 与利福平合用。

4.3 PEP 药物该如何规范化服用

4.3.1 PEP 药物应如何服用

● 启动时间

及早服用PEP药物对降低HIV感染的风险尤为重要。PEP 在暴露后 2 小时内启动阻断效果最佳。启动时间最晚不应超过 72 小时。首次服药越早,阻断效果越好!

● 服药周期

PEP 的服药周期为 28 天。坚持完成 28 天疗程并在服药期内按时、按量服药对于确保预防效果非常重要(详见 4.3.2)!

为何 PEP 要连续服药 28 天?

动物研究提示,如果使用 PEP 少于 28 天,其预防阻断效果可能会下降:在一项猕猴研究中,发生猴免疫缺陷病毒(SIV,

49

一种类似于 HIV 的病毒)暴露后,接受 PEP 治疗 28 天的猕猴均没有感染病毒,治疗 10 天的猕猴仅有一半得到了保护,治疗 3 天的猕猴没有得到任何保护。另外,对发生 HIV 暴露人群的追踪观察显示,启动 PEP 后仍感染了 HIV 的个体常常存在服药依从性不佳(包括提前停药)的情况,提示完成 28 天疗程对于有效预防感染的重要性。因此,在没有更高质量的数据支持缩短 PEP 服药周期也能有效阻断 HIV 感染的情况下,专家建议 PEP 应连续使用 28 天。

● 服药方式和频率

不同用药方案的服用方式和服用频率可能存在细微差别,但通常为每日口服一次或两次,随食物或不随食物服用均可。PEP 常用方案的服药方式可参考表 4-1,更多具体信息请参考药物说明书。

表 4-1　PEP 常用方案的服药方式

用药方案	每日口服(可随或不随食物服用)
TDF/FTC+RAL	
TDF/FTC+DTG	
BIC/FTC/TAF	

注:TDF/FTC 为二合一复方单片制剂,每日一次,一次一片;BIC/FTC/TAF 为三合一复方单片制剂,每日一次,一次一片;RAL 需每日服用两片,早晚各一片

> —— 划重点 ——
>
> PEP 应在发生疑似 HIV 暴露行为后的 72 小时之内启动越早服用效果越好，需坚持服用 28 天，通常为每日 1 次或 2 次。

4.3.2 为什么需要按时按量服药

服药依从性是指服药者对药物治疗方案的执行程度（即是否遵医嘱按时、按量服药）。PEP 相关研究数据表明，确保 PEP 启动后的服药依从性是最大限度取得预防效果和防止产生耐药的关键之一。

● 依从性不佳对预防效果的影响

国外一项研究显示，在 1 744 位 PEP 服药者中，自我报告为"不完全依从"的服药者检测出 HIV 阳性的概率是"完全依从"服药者的 3.7 倍（图 4-2）。

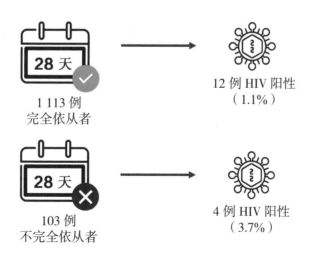

图 4-2 国外一项研究中不同依从性 PEP 服药者的 HIV 阳性率

因此,为了保证 PEP 的预防效果,开始服用 PEP 药物后,应切记不能漏服或自行停止服药,否则有可能前功尽弃。

4.3.3 忘记服药怎么办

万一忘记服药,应当尽快补服。但如果漏服时间已超过原定服药时间 12 小时,则可以直接按照原服药计划继续服药,无须补服(图 4-3)。

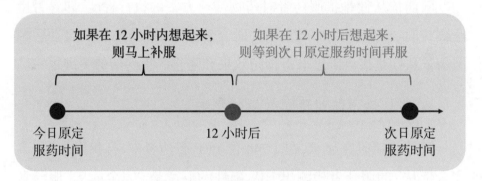

图 4-3　忘记服药时应怎么办

4.3.4 PEP 使用过程中再次发生高暴露风险行为怎么办

PEP 只应在单次暴露的情况下紧急使用,并不能取代其他预防 HIV 感染的方法,包括在性行为中正确使用安全套、不共用针具吸毒、长期使用 PrEP 等。因此,使用 PEP 期间应避免再次发生高暴露风险行为,以免增加感染概率。

目前,关于 PEP 使用过程中若再次发生高暴露风险行为应如何处理的研究并不多。不过,鉴于 PEP 使用者体内已存在抗病毒药物,理论上说可以及时阻断进入人体的 HIV,因此 PEP 服药期间若再次发生高暴露风险行为,一般无须延长用药疗程。但是,由于停药后体内抗病毒药物浓度可能会迅速下降,如果高暴露风险行为发生在 PEP 疗程末期,国外指南建议服药时间适当延长。延长原则如下(图 4-4):

• **肛交性行为**:若发生在 PEP 疗程最后两天内,确保末次暴露后服药满 48 小时后,再行停药。

• **阴道性行为**:若发生在 PEP 疗程最后 7 天内,确保末次暴露后服药满 7 天后,再行停药。

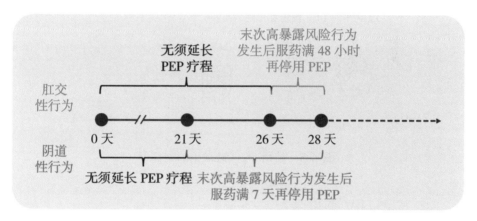

图 4-4 PEP 使用过程中再次发生高暴露风险行为怎么办

4.4 启动 PEP 后为何需要接受随访

启动 PEP 后,服药者需定期到医疗机构接受随访。定期随访和检测有助于监测可能出现的药物副作用,并及时了解 HIV 和其他病毒感染状态。良好的随访依从性是达到 PEP 预防效果、避免耐药产生的关键。

● 监测副作用

PEP 使用者在服药的第 2 周应进行药物副作用随访,社区工作

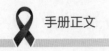

者可嘱咐使用者及时将服药后的反应报告给医生。

PEP 相关副作用较少(图 4-5),且通常为一过性,在 PEP 疗程结束后便会消失。帮助求询者增加对 PEP 常见副作用的了解可以使求询者更加科学、从容地应对服药中出现的问题,从而提高服药依从性。若求询者对药物产生严重副作用,应及时就医进行对症处理,如有需要,医生可能会建议更换药物方案或暂停服药。

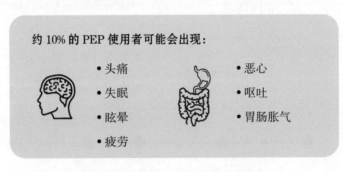

图 4-5　使用 PEP 时常见的副作用

● 检测 HIV 感染情况

由于 PEP 不能保证 100% 阻断 HIV 感染,随访的另一个重要作用是了解服药者近期的身体状况,密切留意是否有 HIV 急性感染的症状和体征。服药者在疑似暴露后的 30 天和 90 天需接受 HIV 抗体检测,不同检测结果的处理见图 4-6。

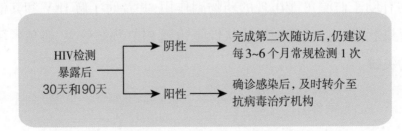

图 4-6　随访期间对于不同 HIV 检测结果的处理方式

若在服用 PEP 药物期间确诊为 HIV 感染,应继续用药,同时尽快转介到抗病毒治疗机构,随后根据医生的评估和建议继续服用/换用抗病毒药物。

● 其他随访检测项目

存在不安全性行为者及静脉注射吸毒者也是 HBV/HCV 感染的高危人群,因此随访时还应接受 HBV/HCV 相关检测。如感染 HBV/HCV,不仅要评估是否适用 PEP,同时还要转介至肝病专科门诊就医。

此外,因性行为发生暴露者还应在暴露后 4 周进行性传播疾病检测。服用 TDF/FTC+DTG(或 RAL)者还应进行肝肾功能检测。详细检测时间和项目可参考附录二。

—— 划重点 ——

PEP 启动后须接受定期随访,若在随访过程中 HIV 检测为阳性,在确诊感染后应立即转介至抗病毒治疗机构。

5 开展 PEP 相关工作的实际考量

 ——— 思考：

作为社区工作者，

- 如何提供 PEP 宣教和咨询？
- 如何引导、帮助适用者正确使用 PEP？
- 如何支持 PEP 服药者的随访服务？

5.1 开展 PEP 宣教的核心目的是什么

社区组织开展 PEP 宣教的核心目的在于**提高 PEP 知晓度**、引导重点人群**规范化使用** PEP。宣教内容包括但不限于图 5-1 中的重点内容。

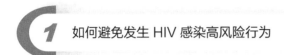
1 如何避免发生 HIV 感染高风险行为

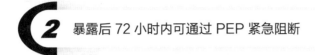
2 暴露后 72 小时内可通过 PEP 紧急阻断

3 哪些情况具有高暴露风险，需要紧急阻断

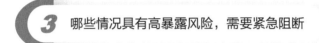
4 如何获取 PEP 服务

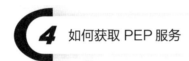
5 如何正确使用 PEP 药物（尽早+完整疗程）

图 5-1　PEP 宣教的重点内容

注:尽管第 1 点看起来与"PEP 宣教"没有直接关系,但任何关于预防 HIV 感染的宣教活动都应强调从根源上降低高风险行为的重要性,帮助求询者意识到避免 HIV 暴露的发生才是预防 HIV 的最佳手段。

5.2　哪些人群可以作为 PEP 重点宣教对象

虽然大众也需要知晓 PEP,但是社区组织可以根据自身服务受众及当地艾滋病流行特点,重点宣教对象包括但不限于图 5-2 中的人群。

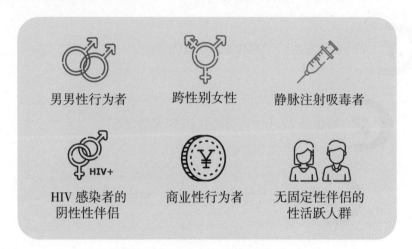

图 5-2　PEP 重点宣教对象

5.3　可采用的 PEP 宣教形式有哪些

PEP 的宣传和咨询可通过多渠道(图 5-3)、多形式(图 5-4)开展,还可将其整合至现有 HIV 检测咨询服务中,利用已有渠道进行宣传。

● 多渠道:线上与线下结合

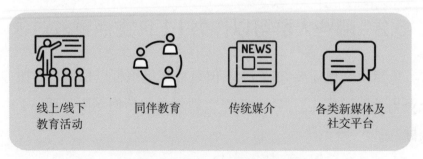

图 5-3　PEP 宣教可采用多种渠道

● 多形式:宣传材料多样化,满足不同受众需求

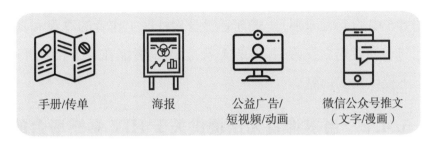

图 5-4　PEP 宣教可采用多种形式

➤ 创意与专业知识结合:设计宣传材料时,可考虑融人新颖流行的创意元素,例如**超级符号**、**创意宣传语**等,加深重点人群对 PEP 的印象,让宣教更有效率。

5.4　社区组织如何提供 PEP 咨询

5.4.1　如何帮助求询者建立对社区工作者的信任

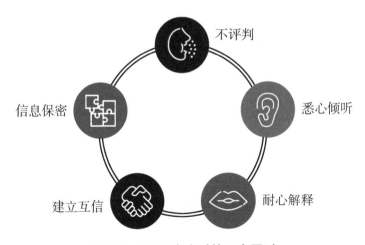

图 5-5　PEP 咨询时的五大原则

由于评估 HIV 暴露风险所需的信息往往涉及求询者隐私（例如发生性行为的对象及行为细节），社区工作者在提供 PEP 咨询时应遵循图 5-5 中的五大原则，让求询者感受到社区工作者的尊重和真诚，才能与求询者建立友善、互信的关系，让求询者能在一个相对舒适的状态下提供真实信息。

5.4.2　当求询者无法提供关于 HIV 暴露场合的细节时，该如何进行适用性评估

潜在情境	• 因为摄入酒精或者使用助性剂，部分求询者可能无法准确回忆疑似 HIV 暴露时的具体细节。

咨询重点	• 确认求询者的确是因为不记得而无法提供具体细节，而非因其他顾虑。 • 若具体信息的确不详，建议求询者把"未知"当作"高风险"处理。

5.4.3　当求询者在别处（如朋友、基层非专业医护人员）获得了不合理的 PEP 资讯和评估建议，而不相信社区工作者的专业风险评估时，该如何引导

潜在情境	• 基层非专业医护人员认为无须接受 PEP，社区工作者根据专业知识和经验认为求询者具有 HIV 暴露风险，求询者不知该如何决策。

咨询重点	<ul><li>强调社区工作者均有接受专业培训,且具有丰富的一线实践经验。</li><li>"术业有专攻",指出部分非 HIV 专业的基层医护人员并不一定了解 HIV PEP 相关知识。</li><li>阻断机会稍纵即逝,建议求询者尽快前往专业的 PEP 服务机构接受权威评估。</li><li>如有需要,社区工作者亦可协助联系专业医生进行线上咨询或转介至线下服务机构就诊。</li></ul>

5.4.4 求询者暴露风险很高,但不愿服药,该如何应对

潜在情境	求询者可能会因为以下原因而不愿使用 PEP:<ul><li>**缺乏防备**:由于种种因素(好感、熟人等)认为暴露源携带 HIV 的概率不高。</li><li>**侥幸心理**:认为群体层面 HIV 感染率很低,觉得自己不会那么倒霉中招。</li><li>**经济顾虑**:觉得 PEP 太贵,支付不起或不值当。</li><li>**心理偏见**:心理上将"高风险"与"不当行为"进行捆绑,潜意识惧怕别人批评自己的生活方式,因而拒绝承认自己高风险。</li><li>**担心暴露**:害怕被别人尤其是家人、朋友知道自己使用了 PEP 药物。</li></ul>

咨询
重点
	• 强调暴露可能性：
	  – 大部分 HIV 感染者看起来与常人无异，外形、职业等
	    个人条件并不能作为对衡量对方感染状况的标准。
	• 打消侥幸心理：
	  – 对个体而言，感染 HIV 是"0% 或 100%"，莫等发生
	    了"万一"才后悔莫及。
	• 分析是否真的无法负担阻断费用：
	  – 并非经济困难：比较短期阻断费用和长期治疗负
	    担，强调一旦感染 HIV 带来的损失是无法挽回的。
	  – 确实经济困难：建议可向朋友家人借款、申请慈善
	    资助或贷款。
	• 消除心理偏见和顾虑：
	  – 有 HIV 暴露风险≠行为不检点。
	  – 相关隐私并不会因为使用 PEP 而泄露。
	  – 一旦感染，为了隐瞒亲友所承担的心理负担会更大。
	• 强调 PEP 阻断机会宝贵，稍纵即逝。

● 真实案例一

小新（化名）是一位二十多岁的学生，通过社交软件认识了一位同性男友，在线上交流后前往对方家中，并发生了无保护性行为。当时，小新对 HIV 是有一定了解及防范意识的，在对方表示"没事"后，小新也放弃了使用安全套。

案例分析：尽管已有一些 HIV 相关知识，但因种种原因，未坚定地采取保护措施

事后,小新还是感到有些担忧,在室友建议下,再次联系了对方询问健康状况。尽管对方提供了所谓的"近期检测结果"照片,但由于无法核实,小新心里仍然存有疑虑。由于性格内向,小新请室友帮忙向社区组织拨打了求助电话。社区工作者明确建议,由于无法判断对方的检测结果真伪,可以邀请对方来社区组织进行检测;如对方不配合,则应当作高风险处理,尽快前往专业机构进行咨询。

然而,考虑再三后,小新最终没有采取阻断措施。一则,小新对该男子**印象非常好**,他外貌出众,家中也干净整齐,**因此认为对方是 HIV 感染者的可能性很低**;二则,小新从网上了解到 PEP **价格较高**,还读到一些网传 PEP 严重副作用的**不实信息**,因此放弃了使用 PEP 的机会。

一段时间后,小新发现自己"中招"了,并对自己放弃阻断感到十分后悔。目前,小新正在社区组织的支持下坚持服用抗病毒药物。

案例分析:与 HIV 状况未知人员进行无套性行为,可判定为高风险。

案例分析:除了缺乏防备及经济顾虑这两个常见原因之外,对 PEP 了解不足也是小新未进行阻断的原因之一。

咨询重点:如果遇到求询者有类似的顾虑,可以对症下药,帮助树立正确的理念由于求询者自身可能很犹豫,在介绍相关知识和原则时,社区工作者可使用更坚定的语气和态度。

● 真实案例二

19岁的男大学生小北(化名)第一次来咨询时表示,他在两天前和交友软件上约的一位男性发生了无保护性行为,小北自认为感染风险较低,决定不使用PEP,后续接受定期复查时也未检测出阳性。一段时间后,小北又与同一男子发生了无保护性行为,但这次无意间得知对方有吸毒史。并且,当小北提出让对方接受HIV检测时,该男子就像消失了一样,怎么都联系不上。

案例分析:求询者因之前未感染的经历侥幸认为这次也不会感染。

小北此次前来咨询时,离事件发生不到24小时,正是使用PEP的黄金时间,咨询所在地又有PEP门诊点,很快就能拿到PEP药物,社区工作者强烈建议小北立刻启动PEP。但**小北抱着第一次没感染第二次也不会感染的侥幸心理,最终放弃了服药。**4周后,小北出现了HIV急性期感染症状并确诊为HIV感染。到现在已经服用HIV治疗药物3年了。

咨询重点:面对侥幸心理,除强调对个体而言,感染HIV是"0%或100%"之外,亦可以通过分享像小北这样因未启动PEP而导致感染的案例,起到警示作用。

5.4.5 求询者暴露风险很低却执意服药,应如何应对

潜在情境	• 因为对于HIV的恐惧,尽管经评估为低风险,求询者可能执意要求阻断。

咨询重点	• 安抚求询者情绪,对焦虑表示理解。 • 告知 HIV 传播途径,帮助打消顾虑。 • 转介至 PEP 门诊点,由专业医生解答劝说可能更有权威性。 • 考虑到求询者自述高风险行为可能与实际有偏差(即不能完全排除风险),且对于心理压力极大的求询者,使用 PEP 亦可起到心理安慰作用,因此,在告知求询者其风险较低后,可尊重个人意愿,由求询者自主决择,并签署知情同意书。

● 真实案例三

社区工作者接到李先生(化名)打来的求助电话,了解到李先生在前一天晚上约了一位同性网友。在该性行为中,李先生是被动方,且全程使用了安全套,安全套没有破损,但戴套之前对方在他的肛门口蹭了几下。尽管社区工作者及医生均判定求询者为低风险,但是李先生不这样认为,连夜开车前往北京获取了PEP 药物,启动了 PEP。

当时,在事情发生后,李先生一直觉得自己已经感染了 HIV,不敢抱孩子,也不敢与家庭成员有任何亲密互动。碰巧第二天孩子出现了腹泻,李先生更是觉得孩子误用了他的餐具从而导致感染。对 HIV 的恐惧笼罩着李先生,让他承受了极大的心理压力。即使启动

案例分析:性行为中使用了安全套,戴套前的接触有限,有体液交换的概率极低。

案例分析:求询者由于对 HIV 的恐惧承受着极大的心理压力,严重影响其正常生活。

咨询重点:在提供专业建议的基础上,亦需尊重求询者的个人选择。无论是否启动PEP,对于极度焦虑的求询者,可以尽量安慰及开导。必要时,可以建议或协助求询者联系专业心理咨询师。

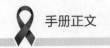

PEP 后,李先生也持续处于焦虑状态,某天甚至因为服药稍微晚了两分钟便打电话来向社区工作者求助,担心会因此阻断失败。该焦虑情绪直到确认未感染 HIV 后才逐渐好转。

5.4.6　除风险评估外,PEP 咨询还可以包括什么内容

预防 HIV 需要以降低高风险行为为核心的综合干预措施。因此,当求询者进行 PEP 咨询时,无论他们目前是否需要 PEP 风险评估及相关转介服务,社区工作者都可以抓住机会,为其提供艾滋病防治教育及相关支持性服务,以帮助他们减少高风险行为。

开展 PEP 咨询时,可为求询者提供以下艾滋病防治教育和支持性服务

- 讲解 HIV 传播途径。
- 讲解 HIV 检测和窗口期的意义。
- 详细了解求询者的行为特点,例如是否常有无套性行为和毒品滥用史。
- 帮助求询者了解自己在坚持使用安全套方面的障碍,并提出改进方法。
- 帮助求询者分析自己毒品(如新型毒品、助性剂)滥用的原因,以及行为改变方面的障碍,提出有针对性的建议,并提供可获得帮助的渠道。
- 帮助求询者以易操作、可接受、渐进的方式减少高风险行为。
- 告知可以采用 PrEP 或 PEP 进行暴露前后预防。

➤ **注意时机**:由于 PEP 应在 72 小时内尽早启动,对于经评估需要接受 PEP 的求询者,应首先协助他们转介至 PEP 服务机构尽早启动阻断,在服药期间或之后再继续提供其他防治教育和支持性服务。另外,如果 PEP 求询者因为担心感染而处于焦虑甚至崩溃状态,应首先给予心理和情感支持,待求询者情绪平和后再给予其他随访教育。

➤ **定制化视角**:在面向不同重点人群时,社区工作者可结合他们独特的行为特点,提供定制化的视角和服务。例如,不同群体对于性行为方式通常有不同的倾向性,可能存在不同的多元风险交叉叠加情况,如多人性行为、性行为 + 新型毒品、性行为 + 助性剂、使用性虐待器具等。社区工作者可以有针对性地告知相应风险,并从行为学、生物医学、HIV 检测等方面讲解相应的干预措施及注意事项,帮助减少高风险行为。

PEP 咨询中的心理支持

- 对求询者前来寻求帮助的行为给予肯定
- 说明会尽最大努力协助他降低 HIV 感染的发生风险,鼓励求询者积极配合阻断,无需过度焦虑
- 引用研究数据及过往工作中成功阻断的经验来说明 PEP 有效性,正确使用时,阻断失败率仅为 5/1 000
- 强调会保护求询者的隐私,防止对于隐私曝光的担忧对求询者造成额外的心理负担

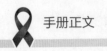

5.5 社区组织如何提供随访支持

随访支持对确保求询者正确使用 PEP、成功阻断 HIV 感染非常重要。PEP 随访支持可由相关医务人员、疾控中心人员及社区工作者提供。由于社区工作者与求询者有着更紧密的联系，更便于长期保持联系，因此在 PEP 随访支持中可以发挥极大作用。

5.5.1 PEP 使用期间社区组织随访支持要点

服药相关事项

🧴	告知服药方式和注意事项
📅	叮嘱连续 28 天按时按量服药
🕐	综合使用者作息规律、保护隐私、不易漏服等因素，协助确定每日服药时间
⏰	帮助使用者掌握合适有效的服药提醒方法 如：利用手机、闹钟、电子药盒或社交软件提醒
🧠	提供应对药物不良反应的建议
💊	为求询者漏服、错服提供辅导
🧩	了解使用者可能存在的经济、物质滥用、心理方面等可能影响依从性的因素，针对性地予以帮助

续表

检测随访相关事项	
	说明定期随访和检测的意义在于及时了解 HIV 感染状态、监测药物相关副作用
	提醒就医检测,必要时也可以陪同进行随访
	介绍 HIV 急性感染的症状和体征,以便 PEP 使用者在出现症状时及时就医

5.5.2 其他随访支持服务

➤ 陪同就医

- 陪同求询者转介至 PEP 服务机构,保证成功转介,同时也可提供心理和情感支持。
- 在求询者发生副作用时,根据需要提供个案陪诊。

➤ 同伴支持

- 增进彼此了解,给予日常关怀从而提高求询者的信任和依从性。
- 组织求询者参与相关活动,帮助营造安全、互助、健康、友好的同伴氛围。

➤ 心理支持

- 持续倾听求询者的顾虑,帮助疏导心情,减少焦虑。
- 分享调整情绪、缓解压力的技巧。

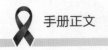

5.5.3　使用者依从性不佳怎么办

潜在情境	• 使用者在服药过程中心态发生转变,侥幸心理反复,例如:随访期间 HIV 检测为阴性,便认为自己感染风险降低,不再坚持服药。 • 部分使用者也有可能因为药物副作用自行停药。
咨询重点	• 强调完成 28 天疗程的重要性,不要功亏一篑。 • 提供因自行停药而导致 HIV 感染的求询者案例,说明侥幸心理的不可取之处。 • 说明由于 HIV 检测窗口期以及 PEP 药物的抗病毒复制作用,PEP 使用期间的 HIV 检测结果并不可靠,只有 3 个月后检测才能完全排除。 • 若因副作用停药:告知缓解副作用的方法或引导使用者及时就医;强调感染 HIV 后需要终生服药,副作用更大。

● 真实案例四

王先生(化名)是一位 30 岁左右的男性,接受过良好的教育,对 HIV 有一些基本常识。2021 年 9 月,王先生在自我检测 HIV 为阳性后前往社区组织复测,确认感染 HIV。

经询问后社区工作者了解到,王先生为肝炎病毒感染者,在自测 HIV 阳性前一个半月

案例分析:发生高风险行为后,自行通过非正规途径获取 PEP 药物进行阻断(PEP 应在正规机构经过医生评估后方可遵医嘱使用!对于肝炎病毒感染者,建议同时转介至肝病专科门诊就医)。

左右有过高风险性行为。由于希望避免 HIV 感染,王先生在未前往医疗机构进行检测的情况下,通过互联网私人代购购买了阻断药自行服用,但在 10 天后又自行停药了。停药原因一方面是出于**侥幸心理**,在服药过程中觉得自己感染风险不高;另一方面,由于是肝炎病毒感染者,王先生**担心药物有肝肾方面的毒副作用,因此自行停药。**

案例启示:此案例说明了**正规渠道**获取药物及**社区组织支持**的重要性。除了通过分享因未坚持服药而感染的案例以起到警示作用之外,详细讲解 PEP 药物的安全性也可帮助提高求询者服药依从性。

在确认 HIV 感染后,王先生为自己已经开始阻断却未坚持的行为感到十分后悔。

5.5.4　成功阻断的求询者认为既然有 PEP,就无须避免高风险行为怎么办

潜在情境	• 研究表明使用 PEP 通常不会导致使用者高风险行为的增加,但不排除部分成功阻断的 PEP 使用者可能因为尝到一次甜头而变得有恃无恐,反复发生高风险行为,反复使用 PEP。
咨询重点	• 强调 PEP 有严格使用条件,而且并非万无一失。 • 虽然单次 PEP 疗程的毒副作用可以忽略不计,但多次使用仍有可能对人体造成伤害。 • PEP 使用过程中许多人仍会有焦虑情绪,可能对生活造成负面影响。

咨询重点	• 强调 PEP 仅可以降低 HIV 感染风险,但不能帮助预防其他性传播疾病。 • 若求询者每年使用 PEP 超过 2 次(即无法做到杜绝高风险行为),可以推荐转用 PrEP。

● 真实案例五

有一次社区工作者下班后接到一位 18 岁男大学生小天(化名)的求助电话,表示发生性行为时没有使用安全套,对方是位 40 多岁的男性,社区工作者立即找到对方,并给他进行了 HIV 抗体检测,结果为阳性,小天立刻启动 PEP,并成功阻断了 HIV 感染。

一年多后,社区工作者半夜再次接到了小天的电话,说又与另一位男性发生了 4 次性行为,一开始使用了安全套,但最后一次没有。社区工作者立即给对方进行了 HIV 检测,结果为阳性。这一次,小天同样及时地启动了 PEP,并再一次成功阻断了 HIV 感染。然而,在这次无保护性行为中,小天被感染了梅毒,经治疗后才恢复健康。

案例分析: 在社区工作者的帮助下,求询者及时启动 PEP,**两次成功阻断 HIV 感染。**

案例启示: 尽管 PEP 可以有效降低 HIV 感染风险,但无法预防其他性传播疾病,切忌因为有 PEP 就为所欲为!

5.5.5 求询者使用 PEP 后,仍发生 HIV 感染怎么办

潜在 情境	PEP 阻断失败原因可能包括: • 启动时距 HIV 暴露时间已超过 72 小时。 • 依从性差,多次漏服。 • 擅自停药,未完成 28 天疗程。 • 高风险行为叠加,即仅在最后一次 HIV 暴露后才启动 PEP,或者使用 PEP 后又发生了其他高风险行为。
咨询 重点	• 及时转介至抗病毒治疗机构,尽早启动治疗。 • 告知抗病毒治疗相关事项,包括新发感染者常见问题(如药物获取、社会关系处理等)。 • 介绍持续检测不到病毒 = 不具传染力(Undetectable= Untransmissible,U=U)理念,强调通过长期依从服药,HIV 感染者可享受正常寿命和生活。 • 提供心理支持,包括现有支持 HIV 阳性者的资源,如互助小组等。 • 协助分析可能导致阻断失败的原因,并通过这些信息和数据进一步改善 PEP 咨询服务。

● 真实案例六

大一新生小南(化名)这天来到社区组织进行咨询。小南近期发生了高风险行为,并在事后第 27 个小时就启动了 PEP,但是现在出现了一些疑似 HIV 急性感染期的症状,在

案例分析:求询者明明及时启动了 PEP,却有急性感染症状,难道是阻断失败了吗?

家自测为阴性,随即来到社区组织进行 HIV 检测。

经了解,小南在网上认识了一位同性男友,在会面时,小南不慎与对方一起使用了毒品,并发生了自认为安全的性行为。

一周后,对方再次向小南发起了邀约,小南再次使用了毒品并发生了性行为。这次事后,小南给对方进行了 HIV 测试,结果为阳性,于是在事后 27 小时启动了 PEP。

社区工作者向小南表示,**小南在他第一次与对方发生关系之后便应该开始使用阻断药,因为第一次高风险行为发生在一周以前,感染可能已经发生了**。由于检测窗口期的存在,虽然这次小南使用了阻断药,HIV 检测结果可能会受影响。随后,小南在一段时间内多次前往社区组织进行测试,最终确认已经感染 HIV。

案例分析: 实际上,求询者的首次高风险行为发生在一周前,但仅在第二次高风险行为后启动 PEP,已无法阻断因第一次 HIV 暴露导致的感染。

案例启示: 进行 PEP 适用性评估时,需对求询者近期的高风险行为进行全面问询,以免出现因**高风险行为叠加**导致 PEP 阻断失败的情况。

又过了一段时间后,社区工作者再次在医院见到了小南。这时的小南在警察的陪同及录像监督下来到医院领取抗病毒药物。短短两周的经历,彻底改变了小南的人生轨迹。

● 客观陈述 PEP 有效性,为阻断失败做好心理准备

尽管 PEP 可以有效降低感染风险,但在极少数情况下,仍可能出现阻断失败的情况。因此,我们也需要做好应对这种情况的准备,同时也为求询者打好预防针,帮助他们为这种极少出现的可能性提前做一些心理准备。

例如,在试图通过 PEP 有效性数据来缓解使用者的焦虑时,我们可以说 PEP 阻断率很高,正确使用时失败率仅为 5‰,也可根据经验,说明"既往来求询过的 PEP 使用者中暂时还没有人(或仅有几人)发生 HIV 感染",但是不可为了安慰求询者而夸大 PEP 的作用,让他们误认为只要使用 PEP 就一定不会感染。

如果使用者抱有这样的想法,万一发生感染,一方面,他们会十分难以接受,另一方面,他们也会失去对社区工作者的信任,甚至产生负面情绪和看法,不利于社区工作者为他们提供后续的服务与支持。

PEP 阻断失败时的心理支持

- 对感染者进行安抚和开导,说明尽管 PEP 可以帮助降低感染风险,但 HIV 感染的确仍可能发生
- 劝导感染者不要对其导致发生感染的行为(如发生 HIV 暴露或未能坚持服药)过度懊恼及悔恨,鼓励他向前看,说明只要坚持接受抗病毒治疗,HIV 感染者仍可拥有正常寿命及与常人基本无异的生活
- 为感染者提供关于 HIV 阳性者的心理支持服务

5.6 社区工作者需要接受哪些专业培训

社区工作者可定期接受 PEP 及其他 HIV 感染预防手段（如 PrEP）的相关专业培训，积极与同道分享经验，以更新自身知识、借鉴他人经验，从而为求询者提供更专业的信息和服务，具体培训内容可参考图 5-6。

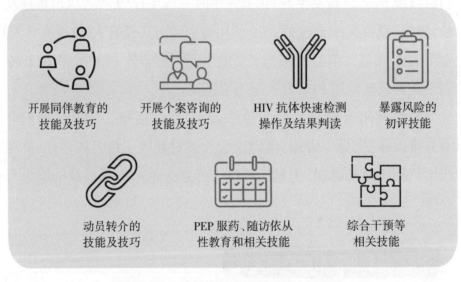

开展同伴教育的　　开展个案咨询的　　HIV 抗体快速检测　　暴露风险的
技能及技巧　　　　技能及技巧　　　　操作及结果判读　　　初评技能

动员转介的　　　PEP 服药、随访依从　　综合干预等
技能及技巧　　　性教育和相关技能　　相关技能

图 5-6　社区工作者所需的专业培训

5.7 如何对收集到的信息进行分析和利用

为了能进一步提升 PEP 相关服务的质量，推广有价值的实践经验，社区工作者可在工作中对收集到的信息进行管理与分析。此外，社区组织还可将部分信息每月定期统计后上报给当地疾控中心，帮助促进当地的 AIDS

防治工作。

部分可整理和分析的数据

● 每月求询者人数及特征(如属于那个重点人群、年龄层、性别等)。

● 每月 PEP 求询者接受 HIV 抗体检测的人数及记录。

● 每月求询者中启动 PEP 的人数。

● 随访过程中 PEP 使用者 HIV 抗体检测情况。

● 随访过程中 PEP 使用者副作用情况。

需注意,在整理及汇报这些信息时,社区工作者应注意保护求询者的隐私,隐去不必要的信息,尤其是可以识别求询者个人身份的信息。

　除这些信息外,社区组织者还可以在重点人群中通过问卷调查的形式收集可能与 PEP 服务相关的信息,如常见高风险行为、PEP 知晓率、了解 PEP 的信息渠道、对 PEP 的顾虑等,帮助促进 PEP 服务的推广。

名词术语

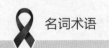

获得性免疫缺陷综合征 acquired immunodeficiency syndrome，AIDS	即艾滋病，是**艾滋病病毒**感染所引发的疾病，由于患者免疫功能低下，患者易发生重大感染及恶性肿瘤，严重危害其生命和健康。
人类免疫缺陷病毒 human immunodeficiency virus，HIV	即艾滋病病毒，是一种逆转录病毒，可感染人类免疫系统，造成免疫系统缺陷，最终可能发展为艾滋病。
暴露后预防 post-exposure prophylaxis，PEP	一种预防 HIV 感染的生物学干预手段，指在发生 HIV 暴露后 72 小时内开始、连续 28 天服用特定抗病毒药物以预防 HIV 感染。
暴露前预防 pre-exposure prophylaxis，PrEP	一种预防 HIV 感染的生物学干预手段，指通过在可能接触 HIV 之前服用抗病毒药物来预防 HIV 感染。
暴露源 source of HIV infection	已知或潜在的 HIV 感染者。
比克替拉韦 bictegravir，BIC	一种整合酶抑制剂，可抑制 HIV 的复制。
比克恩丙诺片 bictegravir/emtricitabine/ /tenofovir alafenamide，BIC/FTC/TAF	由比克替拉韦、恩曲他滨、富马酸丙酚替诺福韦三种抗病毒药物组成的复方单片制剂，可抑制 HIV 的复制。
丙型肝炎病毒 hepatitis C virus，HCV	一种属于黄病毒科的病毒，感染该病毒可引起急性肝炎、慢性肝炎，进一步可发展为肝硬化、肝癌。
持续检测不到病毒 = 不具传染力 undetectable = untransmittable，U=U	若 HIV 感染者长期服用抗病毒药物，且血液中持续 6 个月以上未检测到 HIV（即病毒量持续处于极低水平），其通过性途径将 HIV 传播给阴性性伴侣的可能性几乎为零。

达芦那韦/利托那韦 darunavir/ritonavir, DRV/r	一种增效的蛋白酶抑制剂,可抑制 HIV 的复制。
多替拉韦 dolutegravir, DTG	一种整合酶抑制剂,可抑制 HIV 的复制。
恩曲他滨 emtricitabine, FTC	一种核苷类反转录酶抑制剂,可抑制 HIV、HBV 的复制。
富马酸丙酚替诺福韦 tenofovir alafenamide fumarate, TAF	一种核苷酸类逆转录酶抑制剂,可抑制 HIV、HBV 复制。 注:本手册中简称丙酚替诺福韦。
富马酸替诺福韦二吡呋酯 tenofovir disoproxil fumarate, TDF	一种核苷酸类逆转录酶抑制剂,可抑制 HIV、HBV 复制。 注:本手册中简称替诺福韦。
服药依从性 medication adherence	指服药者对药物治疗方案的执行程度(即是否遵医嘱按时、按量服药)。
HIV 暴露 HIV exposure	指未感染者接触到可能含有 HIV 的血液、组织液或其他体液。
HIV 职业暴露 occupational HIV exposure	由于职业原因而暴露在危险因素中,譬如医务人员在工作中接触 HIV 感染者的血液、组织液或其他体液,或是警察在追捕过程中被疑似 HIV 感染者抓伤,或被 HIV 污染器械刺伤等。
HIV 职业暴露后预防 occupational PEP, oPEP	因职业原因发生 HIV 暴露后而启动的暴露后预防。
HIV 非职业暴露 non-occupational HIV exposure	在非工作环境下,与 HIV 感染者或疑似 HIV 感染者发生不安全性行为、输入可能被 HIV 感染的血液及血液制品、共用针具注射毒品,或遭遇性侵犯等情况。

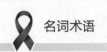

HIV 非职业暴露后预防 non-occupational PEP, nPEP	因在非工作环境下发生 HIV 暴露后而启动的暴露后预防。
HIV 感染窗口期 HIV window period	人体感染 HIV 到血液中能够检测出 HIV 抗体的这段时间。
HIV 急性感染 acute HIV infection	通常发生在初次感染 HIV 后的 2~4 周，是感染的初始阶段。这阶段大多数感染者症状较为轻微，包括发热、皮疹、头痛、咽喉痛等。但感染者还未能产生足量的 HIV 抗体，因此仍处在抗体检测的"窗口期"。
HIV 快速抗体检测 rapid HIV antibody test	检测体内是否存在 HIV 抗体。该检测方法灵敏度较低，一般仅作为初步筛查，辨别已经感染有 HIV 一段时间且抗体水平较高的感染者。大部分常见 HIV 自我检测试纸均属于这一范畴。
HIV 核酸检测 HIV nucleic acid test	可直接检测体内是否存在 HIV 病毒，该方法灵敏度高、且窗口期较抗体检测更短。
静脉注射吸毒者 people who inject drug, PWID（又称 injection drug user, IDU）	用注射器把毒品通过静脉注射到体内的吸毒者。
跨性别人群 transgender	性别认同或性别表达不同于其出生时生理性别的人。
拉米夫定 lamivudine, 3TC	一种核苷类逆转录酶抑制剂，可抑制 HIV、HBV 的复制。
拉替拉韦 raltegravir, RAL	一种整合酶抑制剂，可抑制 HIV 的复制。

洛匹那韦/利托那韦 lopinavir/ritonavir，LPV/r	一种增效的蛋白酶抑制剂，可抑制 HIV 的复制。
耐药性 drug resistance	病毒等微生物对于药物作用产生的耐受性，可导致药物效果降低。
男男性行为者 men who have sex with men，MSM	与男性发生性接触、性行为的男性（与他们自我认定为何种性向无关）。
黏膜 mucous membrane	能分泌黏液的膜状结构，能起到免疫防御的作用。人体黏膜包括口腔黏膜、眼睑黏膜、鼻黏膜、胃肠道黏膜、阴道黏膜等。
齐多夫定 zidovudine，AZT	一种核苷类反转录酶抑制剂，可抑制 HIV 的复制。
社区组织 community-based organization，CBO	服务某一社会群体（或因地理位置、或因某些共同特性而形成的生活上相互关联的集体）的非营利性组织，包括但不限于：居委会；社区服务站；为特定群体（如男男性行为者、跨性别女性）提供艾滋病预防等服务的民间组织。
事件驱动暴露前预防 event-driven PrEP，ED-PrEP	仅在性行为前后按要求服用 PrEP 药物。
随访依从性 adherence to follow-up	进入服药流程后，服药者对于服药后相关随访要求的执行程度，即是否有遵医嘱定期到医疗机构接受随访。
性传播疾病 sexually transmitted diseases，STD	通过性接触（包括阴道性交、肛交和口交）传播的疾病，例如衣原体、淋病、梅毒、滴虫病等。

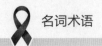

血药浓度 plasma concentration	药物吸收后在血浆内的总浓度,与药物作用和安全性息息相关:浓度过低达不到效果,浓度过高则可能引起副作用。
乙型肝炎病毒 hepatitis B virus,HBV	一种属于嗜肝 DNA 病毒科的病毒,感染该病毒可引发乙型病毒性肝炎。

附 录

附录一　国际指南推荐 PEP 药物方案

发布机构	更新时间	推荐药物方案
世界卫生组织（WHO）	2021	• TDF+（3TC 或 FTC）+DTG • DTG 可以替换为 ATV/r、DRV/r、LPV/r 或 RAL
欧洲艾滋病临床协会（EACS）	2021	• （TDF/FTC 或 TAF/FTC）+（RAL 或 DRV/b） • （TDF/FTC 或 TAF/FTC）+DTG • BIC/FTC/TAF
英国性健康和艾滋病协会（BASHH）	2021	• TDF/FTC+RAL
纽约州卫生局艾滋病研究所（NYSDOH AI）	2021	• （TDF/FTC 或 TDF/3TC）+（RAL 或 DTG）*
国际抗病毒协会-美国（IAS-USA）	2020	• 三种抗病毒药物的方案
美国疾病预防控制中心（美国 CDC）	2016	• 首选方案：TDF/FTC+（RAL 或 DTG）[#] • 替代方案：TDF/FTC+DRV/r[#]

*针对体重 ≥40kg 人群。

[#]针对肾功能正常（肌酐清除率 ≥60ml/min）的成人及≥13 岁的青少年。

附录二　HIV PEP 实验室检测表

检测内容	暴露源	暴露者			
	基线	基线	暴露后 2 周	暴露后 4 周	暴露后 3 个月
HIV 抗原/抗体检测 [a]	√	√	—	√	√
乙肝血清学检测 [b]	√	√	—	—	—
丙肝抗体检测	√	√	—	—	—
		因性行为暴露者			
梅毒血清学检测	√	√	—	√	—
淋病、衣原体检测 [c]	√	√	—	√ [d]	—
		服用 TDF+（FTC/3TC）+（DTG/RAL）者			
血清肌酐（用于估算肌酐清除率）		√	√	√	—
丙氨酸转氨酶，天冬氨酸转氨酶		√	√	√	—

a. 如果抗原/抗体检测无法开展时可用抗体检测代替

b. 包括乙肝表面抗原，或乙肝五项

c. 淋病和衣原体检测需应用核酸扩增检测。如果淋病和衣原体检测阳性，则建议 90 天后再次检测

d. 如果基线时未进行诊断性治疗，或再次随访时有性传播疾病感染症状，则建议进行淋病和衣原体检测

参考文献

［1］中国疾病预防控制中心性病艾滋病预防控制中心．艾滋病病毒暴露后预防技术指南（试用）［Z］．2020.

［2］CENTERS FOR DISEASE CONTROL AND PREVENTION. Updated guidelines for antiretroviral postexposure prophylaxis after sexual, infection drug use, or other nonoccupational exposure to HIV［Z］. 2016.

［3］CENTERS FOR DISEASE CONTROL AND PREVENTION. Reflections on 40 Years of HIV［EB/OL］.（2021-7-12）［2022-5-7］. https://www.cdc.gov/museum/online/40yearsofprogress.html.

［4］我国报告现存艾滋病感染者 104.5 万例性传播比例在 95% 以上［OL］.（2020-12-01）［2022-5-7］. http://news.china.com.cn/2020-12/01/content_76966054.htm.

［5］揣征然，张云辉，赵雅琳，等．全球及中国 AIDS 最新疫情概况［J］. 传染病信息，2020，33（6）:3.

［6］WORLD HEALTH ORGANIZATION. Guidelines on post-exposure prophylaxis for HIV and the use of cotrimoxazole prophylaxis for HIV-related infections among adults, adolescents and children: recommendations for a public health approach［M/OL］. Geneva: World Health Organization.（December 2014）［2022-5-7］. https://www.ncbi.nlm.nih.gov/books/NBK298964/

［7］MAYER K H, VENKATESH K K. Antiretroviral therapy as HIV prevention: status and prospects［J］. Am J Public Health, 2010, 100（10）: 1867-1876.

［8］SMITH D K, GROHSKOPF L A, BLACK R J, et al. Antiretroviral postexposure prophylaxis after sexual, injection-drug use, or other nonoccupational exposure to HIV in the United States: recommendations from the U.S. Department of Health and Human Services［J］. MMWR Recomm Rep,2005,54（Rr-2）:1-20.

［9］WU Z-Y,SCOTT S R. Human immunodeficiency virus prevention strategies in China［J］. Chin Med J（Engl）,2020,133（3）:318-325.

［10］国家卫生健康委. 多部门关于印发遏制艾滋病传播实施方案（2019-2022 年）的通知［EB/OL］.（2019-10-13）［2022-5-7］. http://www.gov. cn/xinwen/2019-10/13/content_5439036.htm.

［11］中国疾病预防控制中心性病艾滋病预防控制中心. 艾防中心发布《全国 HIV 暴露后预防门诊点信息一览表》［EB/OL］.（2021-11-26）［2022-5-7］. https://www.chinaaids.cn/zxzx/zxzx/202111/t20211128_253055.htm.

［12］LI H,PIQUEIRAS E,CHOW E P F,et al. HIV non-occupational post-exposure prophylaxis（nPEP）awareness and promotion among five key populations in China:A cross-sectional study［J］. Lancet Reg Health West Pac,2021,7:100086.

［13］张福杰,王辉,段君义,等. 艾滋病病毒暴露前预防社区组织指导手册［M］.北京:人民卫生出版社,2021.

［14］GLOBAL FORUM ON MSM & HIV. Technical bulletin series:post-exposure prophylaxis（PEP）［Z］.（2015-11-13）［2022-5-7］ https://www.msmgf. org/files/msmgf/documents/TechBulletins/EN/Sec4MSMGF_TechBulletins 2012. pdf.

［15］DEHAAN E,MCGOWAN J P,FINE S M,et al. New York State Department of Health AIDS Institute Guideline:PEP to prevent HIV infection［Z］. （November 2021）［2022-5-7］. https://cdn.hivguidelines.org/wp-content/uploads/20220908134644/NYSDOH-AI-PEP-to-Prevent-HIV-

Infection_9-8-2022_HG.pdf.

[16] FORD N,MAYER K H. World Health Organization guidelines on postexposure prophylaxis for HIV:recommendations for a public health approach[J]. Clin Infect Dis,2015,60 Suppl 3:S161-S164.

[17] EUROPEAN AIDS CLINICAL SOCIETY. EACS Guidelines (Version 11.0)[Z]. 2021.

[18] CARDO D M,CULVER D H,CIESIELSKI C A,et al. A case-control study of HIV seroconversion in health care workers after percutaneous exposure. Centers for Disease Control and Prevention Needlestick Surveillance Group[J]. N Engl J Med,1997,337(21):1485-1490.

[19] JOYCE M P,KUHAR D,BROOKS J T. Notes from the field:occupationally acquired HIV infection among health care workers-United States, 1985-2013[J]. MMWR Morbidity and mortality weekly report,2015,63 (53):1245-1246.

[20] WIBOONCHUTIKUL S,THIENTONG V,SUTTHA P,et al. Significant intolerability of efavirenz in HIV occupational postexposure prophylaxis [J]. J Hosp Infect,2016,92(4):372-377.

[21] ABUBAKAR S,ILIYASU G,DAYYAB F M,et al. Post-exposure prophylaxis following occupational exposure to HIV and hepatitis B:an analysis of a 12-year record in a Nigerian tertiary hospital[J]. J Infect Prev,2018,19 (4):184-189.

[22] SHETH S P,LEUVA A C,MANNARI J G. Post exposure prophylaxis for occupational exposures to HIV and hepatitis b:our experience of thirteen years at a rural based tertiary care teaching hospital of western India[J]. J Clin Diagn Res,2016,10(8):Oc39-Oc44.

[23] TETTEH R A,NARTEY E T,LARTEY M,et al. Outcomes of a postexposure prophylaxis program at the Korle-Bu teaching hospital in Ghana:A retrospective cohort study[J]. J Int Assoc Provid AIDS Care,2015,14(6): 544-552.

[24] IRVINE C,EGAN K J,SHUBBER Z,et al. Efficacy of HIV postexposure prophylaxis:systematic review and meta-analysis of nonhuman primate studies[J]. Clin Infect Dis,2015,60 Suppl 3:S165-S169.

[25] WORLD HEALTH ORGANIZATION. Updated recommendations on first-line and second-line antiretroviral regimens and post-exposure prophylaxis and recommendations on early infant diagnosis of HIV:interim guidelines. Supplement to the 2016 consolidated guidelines on the use of antiretroviral drugs for treating and preventing HIV infection[Z]. 2018.

[26] GLIDDEN D V,MULLIGAN K,MCMAHAN V,et al. Brief report: Recovery of bone mineral density after discontinuation of tenofovir-based HIV pre-exposure prophylaxis[J]. J Acquir Immune Defic Syndr,2017, 76(2):177-182.

[27] SOLOMON M M,LAMA J R,GLIDDEN D V,et al. Changes in renal function associated with oral emtricitabine/tenofovir disoproxil fumarate use for HIV pre-exposure prophylaxis[J]. AIDS,2014,28(6):851-859.

[28] CENTERS FOR DISEASE CONTROL AND PREVENTION. US Public Health Service:Preexposure prophylaxis for the prevention of HIV infection in the United States—2017 update:a clinical practice guideline [Z]. 2018.

[29] TSAI C C,EMAU P,FOLLIS K E,et al. Effectiveness of postinoculation (R)-9-(2-phosphonylmethoxypropyl) adenine treatment for prevention

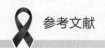
of persistent simian immunodeficiency virus SIVmne infection depends critically on timing of initiation and duration of treatment［J］. J Virol, 1998,72(5):4265-4273.

［30］WHITNEY J B,HILL A L,SANISETTY S,et al. Rapid seeding of the viral reservoir prior to SIV viraemia in rhesus monkeys［J］. Nature,2014,512 (7512):74-77.

［31］HAN Y,WU N,ZHU W,et al. Detection of HIV-1 viruses in tears of patients even under long-term HAART［J］. AIDS,2011,25(15):1925-1927.

［32］CENTERS FOR DISEASE CONTROL AND PREVENTION. Preexposure prophylaxis for the prevention of HIV infection in the United States - 2021 update. A Clinical Practice Guidelines.［Z］. 2021.

［33］中华医学会感染病学分会艾滋病丙型肝炎学组. 中国艾滋病诊疗指南（2021 年版）［J］. 中国艾滋病性病,2021, (11):1182-1201.

［34］THOMSON K A,HUGHES J,BAETEN J M,et al. Increased risk of HIV acquisition among women throughout pregnancy and during the postpartum period:a prospective per-coital-act analysis among women with HIV-infected partners［J］. J Infect Dis,2018,218(1):16-25.

［35］FOWLER M G,COOVADIA H,HERRON C M,et al. Efficacy and safety of an extended nevirapine regimen in infants of breastfeeding mothers with HIV-1 infection for prevention of HIV-1 transmission (HPTN 046): 18-month results of a randomized,double-blind,placebo-controlled trial ［J］. J Acquir Immune Defic Syndr,2014,65(3):366-374.

［36］HUMPHREY J H,MARINDA E,MUTASA K,et al. Mother to child transmission of HIV among Zimbabwean women who seroconverted postnatally: prospective cohort study[J]. BMJ,2010,341:c6580.

[37] POTEAT T. Transgender Health and HIV[M/OL]. In:M. Deutsch,ed., Guidelines for the Primary and Gender-Affirming Care of Transgender and Gender Nonbinary People,2nd ed. San Francisco:UCSF,pp.82-86.(2017-6-17)[2022-5-7]https://transcare.ucsf.edu/sites/transcare.ucsf.edu/files/Transgender-PGACG-6-17-16.pdf.

[38] CRESSWELL F,ASANATI K,BHAGANI S,et al. UK guideline for the use of HIV post-exposure prophylaxis 2021[J]. HIV Med,2022,23(5):494-545.

[39] TRUVADA Prescribing Information[Z]. Gilead Sciences Inc.,June 2020.

[40] ISENTRESS Prescribing Information[Z]. MERCK & CO Inc.,November 2017.

[41] 比克恩丙诺片说明书[Z]. 吉利德(上海)医药科技有限公司.2020年1月.

[42] BEYMER M R,WEISS R E,BOLAN R K,et al. Differentiating nonoccupational postexposure prophylaxis seroconverters and non-seroconverters in a community-based clinic in Los Angeles,California[J]. Open Forum Infect Dis,2017,4(2):ofx061.

[43] ROLAND M E,NEILANDS T B,KRONE M R,et al. Seroconversion following nonoccupational postexposure prophylaxis against HIV[J]. Clin Infect Dis,2005,41(10):1507-1513.

[44] TIVICAY Prescribing Information[Z]. ViiV Healthcare,June 2016.

[45] WORLD HEALTH ORGANIZATION. Consolidated guidelines on HIV prevention,testing,treatment,service delivery and monitoring:recommendations for a public health approach[M/OL]. Geneva:World

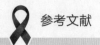
Health Organization.（July 2021）[2022-5-7]. https：//pubmed.ncbi.nlm.nih.gov/34370423/.

[46] SAAG M S,GANDHI R T,HOY J F,et al. Antiretroviral drugs for treatment and prevention of HIV infection in adults：2020 recommendations of the International Antiviral Society-USA Panel[J]. JAMA,2020,324(16)：1651-1669.

06检